スピリチュアルケアを学ぶ 3

スピリチュアルコミュニケーション

生きる希望と尊厳を支える

窪寺俊之 編著

聖学院大学出版会

はじめに

三・一一の東日本大震災後、今年（二〇一三年）で三年目を迎えようとしています。日本全体を震撼させたこの震災は、多くの方の生命を奪い、家族を切り離し、家財・財産すべて剥ぎ取っていきました。今でも被災者は不自由な生活を強いられ、将来への希望もないまま仮設住宅や仮の住いに過ごしています。生活がまったく元に戻っていません。むしろ、時間の経過につれて、身体的にも心理的にも苦しさが増しています。東日本大震災と原子力発電所の事故がもたらした事件は、地震学者、原子力発電関係者のみならず、医療者、政治家、行政官、社会学者、哲学者、教育者などに大きな影響を与えています。今までの制度、価値観、思想をあらためて考え直す機会となっています。さらに、私たち一人ひとりの生き方を考え直すことを迫っています。

聖学院大学総合研究所では、時代の問題を敏感にとらえて、問題の本質を明らかにし、あるべき姿を模索することを使命と考えてきました。政治経済分野、欧米日本文化分野、児童・福祉分野、カウンセリング・死生学・スピリチュアルケア分野、神学分野など、広い領域にわたって内外の専門家との対話を続けてきました。その成果は聖学院大学出版会を通じて多くの方に届くように書物として公刊されてきました。

ここに〈スピリチュアルケアを学ぶ〉シリーズ第三集『スピリチュアルコミュニケーション』が出来上がりました。林章敏先生、清水哲郎先生、西平直先生、中井珠恵先生のご協力を得られたことを感謝申し上げます。今回の第三集は副題を「生きる希望と尊厳を支える」としました。スピリチュアルケアの臨床現場で出会う問題が扱われているからです。

最初の三つの論文は、聖学院大学総合研究所主催の講演を元にまとめられたものです。林章敏先生は「スピリチュアルコミュニケーション——生きる支え」と題して、臨床現場を視野にいれた具体的コミュニケーションの問題を扱ってくださいました。清水哲郎先生は「希望・尊厳・スピリチュアル——緩和ケアからのアプローチ」と題して、緩和ケアの患者さんの希望を支え、尊厳を守るためのスピリチュアルケアを心に届く言葉でお話しいただきました。西平直先生からは「無心とスピリチュアリティ——日本的なスピリチュアルケアのために」と題して、日本的スピリチュアルケアを実践するための基本的問題をお話しいただきました。

それぞれのご講演は、スピリチュアルケアという柱をめぐって広い角度からのご講演で、聴く者は多くの気づきを与えられました。参加くださった方々の中にはご家族を喪われた方もいて、講演に慰められたとアンケートに書いてくださいました。「死や苦痛を持つ人の前に立つと言葉を失ってしまいますが、講演を聞いて気づいたことが多くあった」、という方もいらっしゃいました。それぞれのご講演は参加者の心の深みに触れるものでした。

今回、中井珠恵先生には「医療および牧会ケアのスピリチュアルアセスメントの比較研究」という、スピリチュアルアセスメントに関する意欲的な論文を書いてくださいました。ホスピスの現場で患者さんとそのご家族の魂へのスピリチュアルケアを実践されている中井先生の論文を載せることができて感謝いたします。また、窪寺は、「スピリチュアルケアと自殺念慮者へのケア」と題して、自殺念慮者へのスピリチュアルケアの可能性を探りました。

「スピリチュアルケア」という比較的新しい分野が抱える課題に光を当てたこの書物が、多くの方にそのケアの意味を理解していただく参考になれば、大変幸いです。

窪寺　俊之

目次

第Ⅱ部

医療および看護学のスピリチュアルアセスメントの特徴と問題点
——牧会ケアとの比較を通して——

中井 珠恵

第Ⅰ部

スピリチュアルコミュニケーション
――生きる支え

林　章敏

はじめに

私が緩和ケアに携わるようになって、二〇年少したちました。私が緩和ケア医として働きはじめたころは「緩和ケア」という言葉はまだそれほど知られていなくて、「ホスピス」という言葉のもとに、私自身もホスピス医として終末期の方々に接しました。どのように仕えていけば、いろいろな苦悩、さまざまなつらさにこたえることができるだろうか、それを和らげることができるだろうか。そのために自分自身は仕えていきたい、そのような思いで働きにつきました。

それが今は「緩和医療」、「緩和ケア」というような言葉にだんだんと変わってきつつありますが、終末期の時を大事にするということは今も昔も変わりません。今日は終末期に出てくる苦痛、苦悩といったものに、いかに私たちが対応しているかということをお話しします。そしてその中で私が感じ得たこと、臨床の場だけではなく、ふだんの私たちの生活にもひょっとすると役立つのではないかと思われることを、少しお話しできればと思っております。

三月十一日の震災のとき、私は実は秋田県の大館というところに向かう新幹線の中にいました。新青森に向かう「はやて」という新幹線に乗っておりまして、新八戸の手前、あと十数分で着くであろうというときに震災が起きました。「はやて」が止まったのはトンネルの中でした。新幹線が止まり、約一八時間、はじめの三時間ほどは予備電源が作動して明かりがついていましたが、それ以降は本当に真っ暗な中で過ごしました。

そのときに、「どうやって帰ろう」と思いました。本当に情報がまったく入らないのです。トンネルの中ですから電波も届かないし何もない。けれども、これはかなりのことが起こっているに違いない、ということはわかりましたので、「どうやったら帰れるだろうか」と、そんな思いでした。今日の演題の副題に「生きる支え」と書いていますが、実は「生きよう」とは思わなかったのです。生きようと直接思うのではなく、どうやったら生きていけるかではなく、「どうやったら帰れるだろうか」と考えながら、いろいろな行動をしました。

これはすごく大きなものを示唆することだったなと、私自身は感じています。人はただ生きるということ、生物的にその場に生きることだけを求めるのではないのだなということを、そのときに感じたのです。生きてどこに行くのか、どこで過ごすのか……。それはやはり「帰る場所」です。そして、そこに行くために私たちは生きているんだ、と思ったのです。

そのときに「帰る場所」をいくつか考えました。もちろん家ですね（笑）。もちろんわが家に帰ることを最初に考えるのですけれども、それプラス、やはり職場のほうに迷惑をかけてはいけないですから、患者さん方も待っておられる、スタッフも待ってくれている、だから職場に帰らないといけないと。そしてもう一つ、トンネルの中ですので、「これはひょっとしたら助からないかもしれない」という思いも本当にあったのですね。そうすると、助からないとしたら、帰ると言ったら変ですけれども、行く場所は天国なのかなとか、そんな思いを持ちました。

私たちが「帰る場所」、「生きていく場所」というのは、実はそんなところにあるのかもしれない。生きることの意味や目的というのはそんなところに実はあって、私たちはそれに向かって生きていくのではないかと、そんなことを覚えたりしました。今日はその話もしていければなと思っています。

今日の話の流れとしましては、はじめに緩和医療全般についてお話をさせていただき、その次にいわゆる「スピリチュアルコミュニケーション」についてお話ししたいと思っています。

緩和医療とは

全人的苦痛の理解をもとに

まずはじめに、緩和医療とはどんなものでしょうか。図1にありますのが、一九九〇年、まさに私が緩和ケア医として、ホスピス医として働きを始めたころ、WHOによってなされた緩和ケアの定義です。実はこれは古い定義です。これを今、覚える必要はないですけれども、しかしなぜ古い定義をわざわざ持ってきたのかというと、先ほど私が二十数年前に緩和ケア医として云々という話をしましたが、その時代の流れといったものをわかっていただきやすいかなと思ったからです。

この当時に緩和ケアはどう定義されていたかというと、「治癒を目的にした治療に反応しなくなった患者に対する積極的で全人的なケアである」とあります。要するにこれは、終末期の方々、余命いくばくもないような治る見込みのない患者さんに対するケアだ、ということが書かれてあるわけです。

しかし当時としては画期的な内容でした。なぜかというと、終末期の方々に対するケア、治療というのは、非常に消極的なものしかないと思われていたからです。しかしそうではない。痛みや他の症状コントロールや、精神的なケア、社会的なケア、スピリチュアルな問題に対するケアを積極的に全人的に行う。そのように積極的にかかわることをうたった、非常に画期的な定義だったと思います。

緩和医療とは（1990）

- 緩和医療（Palliative Care）とは治癒を目的にした治療に反応しなくなった患者に対する積極的で全人的なケアであり、痛みや他の症状コントロール、精神的ケア、社会的、霊的な問題のケアが第一の課題となる。
緩和医療は疾患の初期的段階においても、癌治療の過程においても適用される。
（WHO，1990）

図１

最初に「初期的段階においても適用される」ということは書かれてはいるのですけれども、当時は違いました。

その中で大事にされているのは、ここに挙げられている身体的苦痛、社会的苦痛、精神的苦痛、スピリチュアルな痛みといったものが、人の痛みにはあるのだということです。その痛みは薬だけではなく、音楽であるとか人の言葉であるとか神の言葉であるとか、さまざまなものによって癒やされるときがあるのです。

私たち医師は、身体的な苦痛、体の痛みに対して薬を使ったり、さまざまな対応をしていきます。痛みがおそらくとれたであろう、もしくはかなり軽くなったであろうという人に、「痛みの強さは？」と聞くと、以前とまったく同じ強さの痛みを訴えることがあります。それはどういったときかというと、確かに体の痛みは楽になっているかもしれないけれども、社会的なつらさ、精神的なつらさ、スピリチュアルなつらさが、その人の痛みをより感じやすくさせている、もしくは本当にそういったものが痛みとして表現されているような状況だと思います。

皆さん方もひょっとすると、患者さんに対して、あんなに痛がってとか、そんなに痛いはずないのにとか、感じるときもあるかもしれません。私たちが気をつけているのは、確かにその人の体の痛みはそんなに強くないかもしれないけれども、それだけ痛いと言わせているものがこの人には何かあるのだろうな、と感じとることです。そういったものに気づかせてもらえる大きなチャンスだと思っています。その人が痛いと言ったら痛いんだということ。その言葉を私たちは真摯に受けとめる必要があるのではないかと思っています。

そのようなつらさをとらえながら緩和ケアを提供していくわけですけれども、私自身も終末期の方々に接しながら、体の痛み、さまざまなつらさに対応していくなかで、楽になっていかれる方々に多く接してきました。しかし多く接すれば接するほど、このままでいいのか、と本当に思ったのです。終末期の人だけが痛みがとれればそれでいいのだろうか。決してそうではないだろう。がんの治療中でもきっと痛がっているし、治療を始める前から人は痛みを持っているかもしれない。終末期の人たちだけでない、もっと早期からかかわりながら、その人のＱＯＬを高めるかかわりはできないものだろうか、と思っていました。

予防的取り組み

そんななかで私は京都に移る機会を与えられて、京都大学医学部に出入りさせていただくなかで、治療中の方々にもかかわるようになりました。治療中の方々にも痛みがあり、それを和らげることで治療にもより積極的に取り組むことができるようになる。そんな方々とのかかわりも多く経験しまし

WHO の緩和ケアの定義（2002）

- 緩和ケアとは、生命を脅かす疾患による問題に直面している患者とその家族に対して、痛みやその他の身体的問題、心理社会的問題、スピリチュアルな問題を早期に発見し、的確なアセスメントと対処（治療・処置）を行うことによって、苦しみを予防し、和らげることで、クオリティ・オブ・ライフを改善するアプローチである。

（日本ホスピス緩和ケア協会 HPhttp : //www.hpcj.org/what/definition.html より）

図 2

た。

そういった状況の中で、ＷＨＯの緩和ケアの定義も変わってきたのです。図2にありますように、従来の終末期の人、治癒を目的とした治療に反応しなくなってからではなくて、「命を脅かす疾患による問題に直面している患者とその家族に対して」とありますように、決して終末期でなくても、問題が生じたそのときから緩和ケアはかかわるようになってきました。ですから今、緩和ケア、ホスピスの働きというものは、決して終末期だけではない。初期からかかわることが大事なんだということが言われています。

そしてもう一つ大事な働きで、「予防」という言葉が入っています。予防なんてできるのだろうかと思うかもしれません。緩和医療というと、つい、痛みが出たらそれを取り除くであるとか、息苦しさとか、さまざまな心のつらさであるとか、そういった問題が出てからそれに対応すると思われがちです。いわば後手後手の医療です。しかし最近、私たちは実際に予防も、少しずつですけれどもできるようになってきました。

例えば乳がんや肺がんなど、さまざまながんが骨に転移することがあります。骨に転移すると、転移したところが痛みます。そして骨がどんどん弱くなって、骨折することもあります。しかし今では、それを少し予防できるようになってきました。ある薬を投与すると、痛みが発生する割合と骨折が発生する割合を約三割減らすことができる。そういう薬があるのです。それは、最初は緩和ケアの働きの中で発見されたことなのですが、今は普通のがん治療の中でも行われるようになった治療です。

三割というと、たった三割かなと思われる方がいるかもしれませんが、三割の方が痛みがなくなる、もしくは骨折をしないというのは、とても大きなことです。骨折をすると、その方の生活の質はずいぶん落ちます。足が折れると歩くのが非常に不自由になりますし、きき腕が折れると日常生活が不自由になります。私たちは、そういったことを予防するということも非常に大切なこととして取り組んでいます。

そしてまた心のつらさですけれども、ある状況の方々は、心のほうもかなりつらい状況になりやすいということが次第にわかってきています。そういった方々に本当につらい思いをされる前からかかわりながら、つらさをゼロにすることは難しいにしても、早くからかかわることでつらさを少しでも少なくしたり、サポートを感じていただけるような対応もできるようになってきています。緩和ケアというのは早期からかかわるということも大事ですけれど、予防という意味で、問題が出る前からかかわることもすごく大事だと言われてきています。

がん治療と並行したパラレルケア

昔は、いわゆる抗がん剤を使ったり、手術をしたり、放射線治療をしたり、そういった治療がきかなくなってから緩和医療だよ、ホスピスだよと言われていた時代がありました。「ギアチェンジ」という言葉で代表されるように、あるときからあなたはこちらです、というような時代があったのです。けれども今は、がんを対象とした対応のはじめから緩和医療がかかわりながら、次第に移行していくような時代になってきています。しかし次第に移行していくということですと、緩和医療の行き着く先はやはり死かなといった思いになるかもしれません。

それからさらにまた状況は変わってきているのです。実はがん医療もずいぶん変わってきました。従来は、がん医療というのは副作用など、さまざまなつらさを伴う治療が多かったのです。治療を続ければ続けるほど、つらさを味わいながら病気と闘わなければならない。それでどこかで治療をやめて苦痛の緩和に専念したほうがいいと思われていたのですが、例えば今はこんな治療法があります。

内分泌療法といいまして、もともと私たちの体の中にあるホルモンの量を多くしたり少なくすることで、がんの発育を抑えます。そんな治療法が有効な種類のがんもあります。ホルモンはもともと私たちの体の中にある物質ですので、そんなに副作用が強くない場合もあります。それからイレッサという薬が、一時期、世間を騒がしていましたね。間質性肺炎などいろいろな副作用が強いと言われている薬です。確かに非常に強い副作用が出る方もいらっしゃるのですけれども、一方で、ほとんど副作用を感じないで、治療ができ、非常に効果のある方もいらっしゃる薬です。

あまり苦痛を感じないのであれば、できるだけ治療を続けたい。最善の抗がん治療をしながら最高の緩和医療を受けて、できるだけ苦痛が少なくて、できるだけ長く生きたいと思って当然ですよね。ある種のがんでは、そういう思いが実現できるようになってきました。がんを対象とした対応と緩和ケアが、最初から最後まで並行して患者さん方に提供されるようになってきています。

しかし、このときに私たちが忘れてはならないのは、最初から最後までずっと治療が提供されたとしても、私たちはいつかは死を迎えるときが来るということです。治療を続けているからこそ、死の受容への援助が必要になることもありますし、私たちは絶えずその視点を持って考えていかないといけないと思います。統計を出すまでもないですが、人は必ず死にます。二〇〇九年のデータによると、日本の死亡率は一〇〇％だと。（笑）二〇一〇年のデータも、やはりそうです。多分、来年もそうだろうと。ですから、私たちは死の受容への援助ということはどこかで覚えていなければいけないのです。

このことはがん治療に限りません。治療の成績はどんどん向上しています。けれども、副作用があることで非常につらくなってくる治療もあります。どこかの時点で治療を中止したほうが、その方の生活の質は保たれるということもあるのですね。そうすると、どこかで中止したほうがいい。そればかりではなくて、例えばある程度残された時間が限られているのであれば、その残された時間を治療のためだけに費やすのではなく、病院の中だけで積極的に治療のために時間を使うのではなく、できるだけ普通の生活を長くしたいと思う方もいます。治療をどこかで中止して、緩和医療に専念するという方もいらっしゃいます。どこかで治療を取りやめて、緩和ケアに専念したほうがいい場合もあるということです。

要するに、従来は緩和ケア、ホスピス・ケアは、終末期になればそれに専念したほうがいいとか、初期はやっぱり治療に専念すべきだろうとかと思われていたと思うのですが、今はそうではない。その人にとって必要なときに必要なもの、がん治療かもしれないし、緩和医療かもしれない、そういったものがきちんと両方提供できるような体制を目指して、私たちは頑張っています。

以前は治療か緩和かというような選択を迫られるような状況もあったかもしれませんが、今は選択しなくていいのです。必要であれば両方受けることができます。ただし、がん治療ということに関しては、それ以上行うと体にダメージを与えてしまうということもありますので、受けたいからいつでも受けられるというものでもありませんが、その人の状況が許せばきちんと受けられる時代になってきました。ですから、どの時期だからどうこうということではないのだということを、ぜひ皆さん、覚えていただければと思います。

緩和医療の効果

これまで緩和医療は、皆さん方、患者さん方の主に生活の質を高めると思われていたと思います。今、質を高めるだけではなく、生存期間（命の長さ）も長らえることができるんだということが、実際に証明されはじめました。アメリカの研究を紹介しましょう[1]。日本ではこういった研究はなかなか難しいだろうなと思います。Ⅳ期の非小細胞肺がん、いわゆる進行がん、残念ながら発見のときにすでにどこかに転移していたような進行がんの方々を、二つのグループに分けました。

一つは標準的ながん治療に加えて、症状のあるなしにかかわらず診断から三週間以内には緩和ケアに相談をして、緩和ケアとがん治療が一緒に行われた人たちのグループ。もう一つは、標準的ながん治療をしながら、必要に応じて緩和ケアが提供されたグループです。

早期から意図的にかかわった人たちと、必要に応じてかかわった人たちという二つのグループに分けると、二つの大きな差が出ました。一つには、非常に気分が沈む抑うつ・うつ病の発生する割合がとても違ったのです。標準的ながん治療を行っていた人たちに対して、がん治療プラス緩和医療を行っていた人たちは、抑うつがとても少なくなったのです。先ほど緩和医療は予防的なかかわりもしていると言いましたが、まさに緩和医療が早期からかかわることによって、抑うつの発生する割合を少なくすることができた。これがまず一つの大きな違いです。

次に、いわゆる命の長さが、早期から緩和ケアにかかわった人たちのほうが約一二カ月、必要に応じて緩和ケアがかかわった人たちが約九カ月という結果になりました。約三カ月、命の長さが違ったというデータが出たのです。これは決して、末期の肺がんで見つかった人たちの余命が大体一年とか九カ月だということを言っているわけではありません。あくまでもアメリカのある施設の中での話ですし、すべての人がこれぐらいですよと言っているわけではありません。中央値というのはあくまでもそれぐらいのことが多いということであって、それよりも短い人もいるけど、もっと長い人もいるのです。統計的なものですが、三カ月、命の長さが違う。早くから緩和ケアがかかわることによって、そんなに命の長さが違うんだというようなことがわかりました。

昔は、「先生、命が短くなってもいいから楽にしてください」と患者さんから言われていた時代がありました。「命が短くなってもいいからモルヒネを使ってください」とかですね。けれども、今はそんなことはないのです。緩和ケアの中では、もちろんモルヒネをはじめとしたいろいろな痛み止めも使われています。痛み止めを使うことによって、命が縮まるどころか命が延びるのです。皆さんの中には、モルヒネなどを使うと命が縮むと思っていた方、いらっしゃるでしょう。そのような大きな誤解がありますよね。正直に手を挙げてみていただけますか。いや、大体いっぱいいるんですよ。――はい、ありがとうございます。しかしそうではないのだということが、こういった数字からもわかっていただけたと思います。

緩和医療というと、症状を楽にしたり、心理的なケアだとか社会的な面のケアだとかスピリチュアルなケアだとか、そんなものに終始している、体の命のことはそんなに重要視していないのではないかと思われるかもしれませんが、決してそうではない。ちゃんと病気の管理のほうもしながらやっているということなんです。はじめから私たちはずっとやっているのです。命の長さと引き換えにという緩和ケア、では決してないということを、ぜひ皆さん覚えていただければなと思います。

スピリチュアルケアとスピリチュアルコミュニケーション

そしてここから少しスピリチュアルな話に入っていきたいと思います。早期からかかわることが大事なのですけれども、依然として大切なのは終末期のケアだと思います。先ほど抑うつの発生する割合が減るというデータを出しましたが、では緩和ケアはその中で何をしているのだろうか、何をしたらそんなに抑うつを減らせるのだろうかということを考えてみます。実は先ほどの研究でどんなことがあったから抑うつが減ったのかというのは、ある程度推測はされていますが、明らかな答えは出ていないのです。

苦痛を緩和することの保証を伝える

では、私たちが早期から患者さん方とかかわるときに何を大切にしているかというと、そんなに苦痛で苦しまなくていいようにちゃんとしますよという、治療なり経過中の苦痛を和らげるという保証です。従来、がんの末期だと本当にのたうち回るような苦痛を伴う最期になるのではないかという恐怖心を持っていらっしゃる方もいるので、「決してそんなことはないです。つらさをゼロにすることはできないにしても、つらくてたまらないような、耐えられないような苦しみの中で死ぬようなことはないようにちゃんとできますよ」、ということを保証するのです。

そのことが安心感につながります。最初に緩和ケアを紹介されたときには本当にふさぎ込むような感じで緩和ケアに来られた方が、そのことを保証してさしあげると、「ああ、本当にそうですか。ほっとしました」と言って部屋を出ていかれるのです。「つらいんだったら治療にもなかなか気が進まないな」、と思っていた方が、「じゃあちょっと治療を頑張ってみようか」ということで、抗がん剤や放射線治療であるとか、いろいろな治療にも積極にかかわろうとするようになるのです。苦痛を緩和することの保証というのは、非常に大きいと思います。

人が終末期に大切にしたいこと

終末期のケアをきちんとするということが非常に大事です。日本人が終末期を過ごすにあたって、どんなことを大事にしたいと思っているか、ということを調べた調査があります。[2] 図3を見てください。「多くの人に共通していること」は、調査の中で約八割以上の方々がこれは大事だなと答えたこと。そして「人によって重要さが異なること」というのは、八割以下なのですが、これが大事だとおっしゃる方がある程度いらっしゃることです。

図3を見ますと、多くの人に共通していることの中には、苦痛がないとか、望んだ場所で過ごす、

日本人が終末期に大切にしたいと考えていること

多くの人に共通していること	人によって重要さが異なること
●苦痛がない	●出来るだけの治療を受ける
●望んだ場所で過ごす	●自然な形で過ごす
●希望や楽しみがある	●伝えたいことを伝えておける
●医師や看護師を信頼できる	●先々のことを自分で決められる
●負担にならない	●病気や死を意識しない
●家族や友人といい関係でいる	●他人に弱った姿を見せない
●自立している	●価値を感じられる
●落ち着いた環境で過ごす	●信仰に支えられている
●人として大切にされる	スピリチュアルな内容が多い
●人生を全うしたと感じる	

（Miyashita, et.al： Good death in cancer care. Ann Oncol, 2007）

図 3

希望や楽しみがあるなど、さまざまなものが並んでいます。「人によって重要性が異なること」のほうですが、これが大事だという人にしてみれば、そのことはとても大事なことです。できる限りの治療を受けるといったことを望む人もいれば、一方で自然な形で過ごすということを大事にする人もいる。相反するようなことが並んでいたりもします。それは人によってどのような過ごし方をしたいのか、何を大事にしたいのかが違うということなのだと思います。

いろいろなことが挙げられていますが、これをあらためて見つめ直してみますと、希望や楽しみがあったり、信頼であるとか、負担にならないとか、いい関係でいるとか、自立していることだとか、いわゆるスピリチュアルと言われるような内容のことが多いということがわかりました。身体的な面でいうと、苦痛がないとか、できるだけの治療を受けるとかということはあるのですけれども、意外と少ない。終末期にはもっと意味を感じられるような、喜びを感じられるようなことを私たちは大事にしたがっているのだなと、そんなことがここに読み取れると思います。

では、私たちが何を求めているのかというと、「マズローの欲求段階説」というのがあります。これはどんなものかといいますと、人が求めるものにはピラミッド型の段階がありますよということなのです。[3] まず基底のものとしては、生理的な欲求。生きていくために必要な食べ物だとか呼吸だとかといったものを、まずは求めるのだと。これが満たされてくると、今度は安全に過ごしたいとか家族の安全だとか、安全の欲求が出てきます。こういったものが満たされてくると、今度はだれかに愛されたい、大事にされたい、どこかに属していたいといった愛や所属の欲求が出てくる。そういったものがある程度満たされてくると、今度は自我や自信、これは自分がやり遂げたんだというような達成感のようなものも出てくる。そうしたものが満たされてくると、今度は独自性といいますか、世界初のとか、それが実際に実現できる方はなかなかいないと思いますが、さらに発展していくようなものがだんだんと自己実現というような形で欲求が出てくるわけです。

これは逆の見方もあります。上が満たされるためには下のほうもだんだん満たされていかないと、なかなか満たされないのだという見方もできると思います。

生理的な欲求や安全の欲求など、いわゆる生物として生きていくために必要な欲求が生物的欲求だとすると、その上の愛や所属、自我・自尊、自己実現などは、ある意味、人だからこそ求めるものと

日本人が終末期に大切にしたいと考える事
マズローの欲求段階説に沿って

マズローの欲求	日本人が終末期に大切にしたいと考えていること	欲求の分類
生理的欲求		生物的欲求
安全の欲求	苦痛がない 望んだ場所で過ごす 落ち着いた環境で過ごす できるだけの治療を受ける 自然な形で過ごす 病気や死を意識しない	
愛、所属の欲求	家族や友人と良い関係でいる 信仰に支えられている	人としての根源的欲求
自我・自尊の欲求	医師や看護師を信頼できる 負担にならない 自立している 人として大切にされる 先々のことを自分で決められる 他人に弱った姿を見せない 価値を感じられる	
自己実現の欲求	伝えたいことを伝えておける 希望や楽しみがある 人生を全うしたと感じる	

図 4

緩和ケアにおけるスピリチュアルの定義

- スピリチュアルとは、「人間として生きることに関連した経験的一側面であり、身体感覚的な現象を超越して得た体験を表す言葉である
- 多くの人々にとって、“生きていること”がもつスピリチュアルな側面には宗教的な因子が含まれているが、“スピリチュアル”は“宗教的”と同じ意味ではない
- スピリチュアルな因子は身体的、心理的、社会的因子を包含した、人間の“生”の全体像を構成する一因としてみることができ、生きている意味や目的についての関心や懸念と関わっていることが多い
- 特に人生の終末に近づいた人にとっては、自らを許すこと、他の人々との和解、価値の確認などと関連していることが多い

(WHO, 1989)

図5

も言えると思います。それに基づいて、先ほどの日本人が終末期に大切にしたいことというのをもう一度並べ直してみたものが図4です。生物的な欲求のものもありますけれども、ただの生理的な欲求は全然挙がってこなかった。ただ生きたいというような欲求が出てこなかったのです。私の新幹線の中の経験と似ています。本当に人としての根源的な欲求ですよね。大事にされたいとか、信頼できる関係の中で生きたいとか、伝えたいことを伝えておけるとか、こういったものを人は求めるようになっている、終末期に大切にしたいんだな、と見てとれると思います。

スピリチュアリティと「平安」

先ほどからスピリチュアル、スピリチュアルというようなことを言っていますけれども、ではスピリチュアルって一体何だろうとあらためて考え

直すと、非常に難しいものがあります。いろいろな定義があるとは思いますが、私は医療の世界にいるので、まず、ＷＨＯのスピリチュアルの定義を示します（図５）。「スピリチュアルとは、人間として生きることに関連した経験的一側面であり、身体感覚的な現象を超越して得た体験をあらわす言葉であって、多くの人々……」。何かわかったようで、読み込んでいくほどだんだんわからなくなってくるような定義のように思えますが、しかし一番最初に出てくる「人間として生きる」ということ、人として生きるということに関連しているさまざまなものというのが、スピリチュアルな問題、出来事の中にはあると思います。ですから人間として生きるんだということは、やはり根源的な欲求として、問題のありかとして存在するのだと思います。

スピリチュアリティというものは、「人が人として生きようとする心」とも言えるのではないかなと思います。何をもって人として生きていけるとするのかは、人によって違うと思いますが、自分がここにあるというだけで人として生きていられるなんていう人はあまりいないと思います。ですから、逆に言うと、「人として生きる支えを求める心」とも言えるかもしれないです。私たちは人として生きていきたい。ただ単に生物として生きていくだけでは、満足しないと思うのですね。だからこそ悩みが出てくる、つらさが出てくる。その中で人として生きようとする心が、まさにスピリチュアリティなのだと思います。

では、何が人として生きる支えになるのでしょうか。いろいろ思い浮かびます。愛し愛されたりとか、赦し赦されたりとか、また自信があったり、自立したり、自律性を持ったり……。誇り、意味、目的、信仰といったさまざまなものが、私たちの生きる上での支えになるのではないかと思います。私はこれが生きがいだとか、これを楽しみにしているというようなものが根源にはあるのではないかなど。ただし、私たちはふだんこれをあまり意識していないですよね。私はこれがあるからふだん生きていけるんだ、ということを意識しながら生きている人はあまりいないと思います。こういったものがだんだんと失われてくるのが終末期です。人としての命の衰えの中で次第次第にこういったものが失われてくることになります。

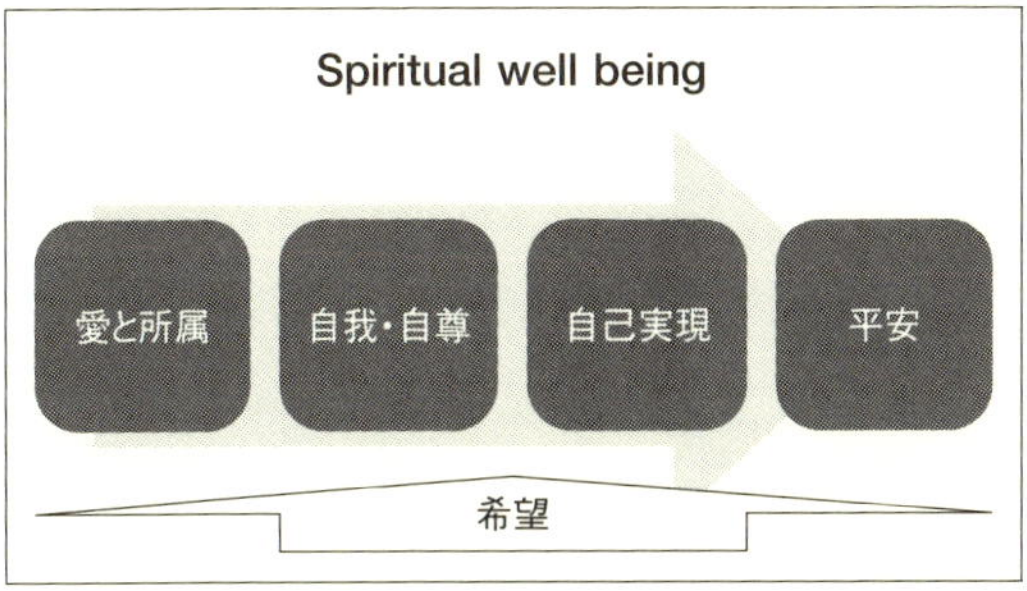

図6

生きるうえでの支えとなる意味や目的、赦し、信仰などを得るために、いろいろな方法があります。難行苦行をしてこういったものを得る方もいらっしゃるかもしれませんが、難行苦行ばかりではなかなかつらいだろうと思います。こういったものを得ながらうれしさを感じていくことが私たちには必要だと思います。難行苦行で初めて悟りも得られるかもしれませんが、基本的にはこういったものが得られてうれしいなと思えることが、必要なのではないかと思っています。

生きるうえでの支えを感じ（得）ながら、うれしいなと感じ生きている状態が、「Spiritual well being」と言えます。図6にありますように、私たちが、スピリチュアルな意味でいい状態でいられるためには、だれかを愛しているとか愛されているとか、どこかに自分の居場所があるというのは大切です。自我や自尊ということ、「これは自分が」というような思いだったり、自分に対する良い評価。そして自己実現をしたりすることですね。次に「平安」と書きましたが、これらを感じられて、初めて私たちは心が非常に穏やかに過ごすことができるのではないかと思うのです。

愛と所属、自我・自尊、自己実現といろいろ書きましたが、こういったものが今すべて満たされている方はどれぐらいいらっしゃいますか。——ゼロですか（笑）。実際にふだんすべてが実感できている、得られていると感じている人は少ないと思います。しかしそれでも私たちは普通に生活していますよね。なぜふだん生活していられるかというと、そこに、希望があるからだと思います。いつかは得られるのではないか、いつかはだれかに愛し愛されるのではないか、いつかはこんなことが自分にもできるのではないだろうか、いつかはこういったことで自分の存在なりといったものを証することができるのではないだろうか。そうした希望があることによって、多分、私たちはふだん満たされていなくても過ごしていくことができるのだろうと思うのです。

スピリチュアルペイン

私たちはふだん希望が持てるのですけれども、終末期になると、それがだんだん持てなくなってくる。では、何によって希望が持てなくなってくるのか。がんに限らずですけれども、闘病の終末期はだんだん体が弱ってくる、心も弱ってくる。そういったときに出てくるのが時間の障害であったり関係性の障害であったり、自律性の障害だと言われています。これは、ノートルダム女子大学の村田久行先生がおっしゃっているスピリチュアルペインの定義の中に含まれている言葉ですけれども、時間性、関係性、自律性の障害が出てきます。

時間が限られると、何で愛や自我・自尊や自己実現といったものが障害されるのでしょうか。一つ例えをお話ししてみたいと思います。今日、ここに多くの方がいらっしゃいます。おそらく、今日の私の話を聞いたらちょっとは得るところもあるのではないかといった期待を持って、ここに来てくださっていると思うのですけれども、いまここでこんなアナウンスが流れたとします。「あと一時間後に地球に巨大な隕石が落ちてきて、地球は壊滅します」。そんなときに、私の話を引き続いて聞いてくださる方はどれぐらいいらっしゃいますか。（笑）――あ、ありがとうございます。そんなにいらっしゃいますか。初めてですね。無理しなくていいですよ。（笑）

普通はここを離れて家族のところに帰るとか、電話をするとか、ほかのことをします。多分、私の話の価値は変わらないはずなんです。しかし時間が限られると、私の価値はが一んと下がりましたよね。私は下がったとは考えたくない。（笑）ほかのものがむしろ大事になってきたと思います。おそらくそれまで皆さん方が大事だと考えていたようなものが、大事でなくなる。時間が限られるということで価値体系が本当にがらりと変わってきてしまう。そうすると、それまで自分が描いていた自我・自尊や自己実現といったものが、がらっと障害されてしまうわけです。

それから関係性です。ふだん皆さん方が生活している中で、それぞれの場所で自分自身なりの評価といいますか、自分なりの役割があって、それなりに過ごしています。しかし、病気になると入院しないといけない。それまでの自分のことを知っている人は極端に少なくなりますよね。一人の患者さんになってしまう。それまでの自分の働きの内容だとかそんなことは、ほとんどの人は知らないかもしれない。

そうすると、「そうか、一患者」みたいな感じで自分の価値がどーんと下がってくる。そして家族の中でもだんだん居場所がなくなったりすることがあります。長期で入院したりすると、それまで自分が果たしてきた役割を、だれかかかわりの人がやりますよね。自分が果たすこともだんだんなくなってきて、自分の存在意義がなくなる、自分なんていなくてもいいのではないかという感じになったりもします。関係性がだんだんと限られてくることで、自分自身に対する価値観もだんだん障害されていきます。

それから、自分自身で決めることができるという自律性も、だんだん障害されてきます。体が弱ってくると、何をするにもだんだんと手伝ってもらわないといけなくなっていきます。ある程度は自分でできるにしても、だれかに頼まないといけない、だれかに助けを求めないといけない。このときにこれをしたいと思っても、なかなかそれができないわけです。できるかどうかは人の都合によるわけです。それが積み重なると、「ああ、もうこんな大変なことは」という形になってきてしまいますね。

ふだんだと私たちは希望を持ちながら生きていく、愛や自我・自尊や自己実現をある程度感じながら生きていけるものが、だんだんと弱っていく中で感じられなくなってくる。それがスピリチュアル

スピリチュアルペイン

人として生きる支えが障害されて生じる心の痛み

欲求	スピリチュアルニーズ	スピリチュアルペイン
所属と愛情	愛し、愛されたい 赦し、赦されたい	孤独 罪の意識
自我・自尊	人から高い評価を受けたい 自己の価値を認めたい 達成感を持ちたい	依存に伴う自己価値観の低下や無価値感 人生の意味や目的の喪失 自己や人生に対するコントロール感の喪失
自己実現	自分らしくありたい 創造的でありたい 真実を知り、受け容れたい	自分らしくなくなる 何も生み出せない 苦難や死の意味への問いかけ 死への恐怖

図7

ペインだと思います。ですからスピリチュアルペインというのは、難しく言うといろいろあるのですが、人として生きる支え、人として生きていく上での支えがなかなか感じられなくなって障害されて生じる心の痛み、それがつらさになってあらわれるものだと思います。

図7にまとめてみました。ふだんは愛し愛されたい、赦し赦されたい、高い評価も受けたいし自分らしくありたいと、いろいろなことを考えると思うのですけれども、それがなかなか得られずに孤独感、寂しさを感じたり、自分は赦されるはずがないんだという罪の意識を持ったりとか、だれかの世話になるぐらいだったら人の迷惑になっているんだろうから早く逝《い》ったほうがいいという無価値感を感じるようになる。毎日が同じことの繰り返しで何の楽しみもないとか、そういった中で生きる意味や目的を見失ってしまう。それから自

分自身でいろいろ決められなくなってくると、コントロール感がなくなってきますし、自分らしさがどんどんなくなってくる。そういったいろいろなスピリチュアルペインが出てくるわけです。

具体的にどんなことを患者さんがおっしゃっているか挙げてみましょう。

1 自律性の障害

「私らしくなくなる」ということを感じる方もいらっしゃいます。それまで活動的にいろいろなことをされてきた方が、そういったことがだんだんできなくなってくると、「先生、私らしくなくなる！」とおっしゃる。

2 生きる意味への問い

「今は毎日ただ同じことの繰り返しの中で生きているだけ。生きていても意味がなくて過ごしているだけ」とおっしゃる方がいます。朝起きて、食事をして、しかしベッドの上で横になっていて、そのうち体の向きを変えてもらったりしながら昼ご飯になって、時には体をふいてもらったりしながら、また夕食になって、また寝て。その次の日もその次の日も大体同じような繰り返しということになってくると、「生きていても意味がない」といった言葉が出てくることがあります。

3 苦痛や苦悩の意味への問い

「私がこれだけ吐き気で苦しむのは、私が罪深いからでしょうか」。いろいろな苦しい症状があるときに、自分がこんなことをしたからだとか、自分の罪深さから来ているんじゃないかなというようなことを心配される方もいらっしゃいます。

4　罪の赦し、罪責感

「自分なんか赦されるはずがないんだ」というようなことをおっしゃる方もいます。だからこそ「迷惑をかけたらいけない」と思う。

5　永遠の生命、死後の世界への希望

「死んだ後ってどうなるのだろう」。

6　真の愛への希求、孤独

「自分が死んでもだれも悲しんでくれる人がいるわけじゃないしね」。

7　人生の肯定、後悔

「本当なら家族仲よくのほうがいいんでしょうけど、なかなかそうもいかないですよね」みたいなことを言って、自分自身の人生を後悔する。

このように見てくると、人として生きるためには、先ほど言った人として根源的なニーズとして感じるためには、愛や所属、自我・自尊、自己実現といったものと同時に、希望が必要なのだなというようなことが見てとれるわけです。スピリチュアルケアというと非常に難しく考えがちですが、こういったものが感じられるような働きかけすべてが、スピリチュアルケアだと思います。

スピリチュアルケア

スピリチュアルケアというと、つい「そもさん（作麼生）」「説破」ではないですけども、難しい禅問答のような、何か難しい問いかけに対して意味のある言葉——言葉は非常に大事ですけども——をうまく返していかなければならないのではないかと思いがちです。けれどもスピリチュアルケアというのは、言葉も重要ですけれども、決して言葉だけではない。まさに人として生きるために必要なものが感じられるようなかかわりすべてが、スピリチュアルケアだと思うのです。

ここで少し発想を変えてみたいと思います。というのは、人として生きるために必要なことというのがある程度わかっているのであれば、別に心に痛みを感じてから、それが失われてからかかわるということだけではなくて、こういったものが感じられるようなかかわりは、意識すればふだんでもできるわけですよね。

私たちはふだんは意識しませんし、相手が本当につらくなってから私たちも意識します。自分たちがつらくなってから、それを求めるかもしれない。しかし、生きるためにこんなものが必要なのだなということがわかっていれば、ふだんからこういったものを意識しながらほかの方々と交わることができれば、スピリチュアルなつらさを少しでも和らげることができるのではないだろうか、予防的にかかわることができるのではないか、と思いはじめました。

スピリチュアルコミュニケーション

それはふだんからのものですので、スピリチュアルケアではなくて「スピリチュアルコミュニケーション」と言いたいと私は思っています。耳なれない言葉だと思います。私が勝手につくった言葉なのです。しかし、スピリチュアルなことを意識しながら、ふだんのコミュニケーションを図っていくことはとても大事ではないかと思うのです。

では、具体的にどんなことか。「人として生きる支えを意識しながら、ふだんのコミュニケーションを図っていくこと」ですよね。相手の方が、愛されているとか意味や目的とか誇りとかといったものを自然に感じられるようなかかわりすべてが、スピリチュアルコミュニケーションだと思っています。ただ、時には参考となる考え方や生き方を示すことも大事ですけれども、一言で言うと、「人を支えるコミュニケーション」であるのかなという気がします。図8にまとめてみました。

1　愛し愛されること

具体的にはその人に関心を示したり、思いやりの心で接したり、自然に感謝できるように接することができると非常にいいと思います。人の負担になっているなと思うようになってくると、何か一つのことをしてもらったときに「申し訳ないわね。こんなことまでしてもらって悪いわね」と、そんな言葉で返ってきます。しかし自然に感謝できるようなかかわりであると、どんな言葉で返っ

スピリチュアルコミュニケーション

- 「人として生きる支え」を意識しながら日常のコミュニケーションを図ること
- 人を支えるコミュニケーション

- 患者が愛や赦し、意味や目的、誇りなどを自然に感じることができるような普段のケア
- 共に悩む人間として共にいる
- 時に、参考となる考え方や生き方を示す
- 患者がスピリチュアルペインを感じる前に、予防的にかかわり続ける

愛し愛されること	●その人個人に関心を示し、思いやりの心で接する ●自然に感謝できるように接する
赦し赦されること	●ありのままの個人を受け容れる ●恥、罪、後悔の思いに対応する
意味や目的・価値を感じられるようにする	●自立、自律を援助する
誇りを感じられるようにすること	●その人の誇りに触れる
死への不安	●死を前提にした話をし、共有する
希望	●希望をかなえる ●希望を支える

図 8

てきやすいかというと、「ありがとう」という言葉です。

「ありがとう」と「申し訳ない」は、似ているようですけれどずいぶん違うのです。(笑)いや、本当に。自分の心の持ち方がずいぶん違います。ただ単に感謝できる。感謝できることってすばらしいことだと思うのですね。しかし、そこに自分自身を否定するような気持ちが入ってくると、「申し訳ないわね」という言葉になってきてしまう。ですから、ふだんからいろいろなことをほかの人とのかかわりの中でするにしても、笑顔で「ありがとう」と言ってもらえるような接し方ができれば、それだけでも十分スピリチュアルコミュニケーションになると思います。

2　赦し赦されること

ありのままの個人を受け入れる。その人にそのままでいいんだよと言うことだとか、恥や罪、後悔、そんな思いをもしその人が持っているとすれば、そういった思いにもちゃんと聞き入ったりすることが大事です。

3　意味や目的・価値を感じられること

自律性を援助するということもすごく大事です。例えば何かをしようとしたときに、それを手助けするということだけでもスピリチュアルコミュニケーションになると思うのです。自分でできるというのは、すごく大切なことなのです。人に頼ってでも自分ができるということは大きなことです。

4　誇りを感じられること

その人の誇りに触れる。自分が大事にしていることを認めてもらえるということは、自分自身の人生そのものを認めてもらっているような感じ。これはおべんちゃらではないですよ。おべんちゃらに聞こえることがあるかもしれないけれども、「ああ、すごいですね。こんなことをされてきたんですね」のように、その人を認めていくというようなことも大きなことだと思います。

5　死への不安を共有すること

死を前提にしたような話をして、不安な思いを共有するということもあります。

6　希望を持つこと

希望をかなえたり支える。希望をかなえるということと希望を支えるということは意味合いが違ったりもするのですが、もちろん実現できればそれが何よりですけれども、実現できなかったとしても「本当にそうなるといいですよね」というような気持ちを一緒に持つことができれば、それは希望を支えることになると思うのです。「いや、そんなの絶対無理だと思いますよ」なんて言って、希望を打ち砕く権利なんて私たちにはないわけで、やはり希望を支えるということはとても大事なことだと思います。

もう一つ、私がふだん実践の中で大事にしていることが、何かをして部屋を出る間際に、「今お手伝いすることは何かなかったですか」といった言葉かけです。これは何かの用事で行ったとしても、患者さんからのナースコールで行ったとしても、プラスアルファのことをここでしようという意思表示になりますよね。これは決して呼ばれたからやった、ニーズがあったから行ったということだけではなくて、私たちの思いで、自らの意思でやるんですよということを示す一言になります。

この一言を言うことで、ほとんどの方は「いや、別にないですよ」と笑顔で答えてくださるんです。たまに「台の上をちょっときれいにしておいてください」とか。(笑) いろいろなことをおっしゃる方もいますけれど、そのときはちゃんとします。何かお手伝いすることはないですかというような形で、こちらから能動的にかかわっていくということは、同じことを患者さんにしてさしあげるにしてもずいぶん違うのではないかなという気がします。

■スピリチュアルコミュニケーションの基本

傾聴、共感、感情への対応

コミュニケーションスキル、コミュニケーションの基本の中で大事な「傾聴、共感、感情への対応」が、スピリチュアルコミュニケーションにおいても基本的なことになってきます。

傾聴

これまでも皆さん耳にたこができるほど聞かれていると思うのですが、まず傾聴です。患者さんの声に耳を傾けて聞いていくということ。コミュニケーションの出発点ですが、しかしただただ聞くということだけでなくて、積極的な傾聴が必要なこともあります。

何か問題が起こっているときに、本当はそこが問題なのだろうな、けれども患者さんがなかなかそこには踏み込んで話をしてくださっていないな、と思うことがあります。そうしたときに、そのものずばりを聞くことも確かにできるかもしれませんが、患者さんは何か心にわだかまりなり、何かがあるから話せないわけですね。そこにずばっと来られても、患者さんは心をシャットダウンしてしまったりします。ですからそんなときに、「そこのところをもう少し聞かせてくれますか」とか「もう少し教えてくれますか」といった言葉で聞くと、患者さんが自分で話す内容も、程度も決めることができますね。自分で話す範囲や深さを決めて、少し話を深めてくださったりもします。

私が初診のとき、その人と最初にかかわるときに、「一番気がかりなことは何ですか」というような言葉で最初の言葉かけを行います。何か援助的なかかわりをしようというときに、「今何か困っていることはないですか」とか、「何かおつらいことはないですか」と聞くことは多いですよね。けれども、本当に支えてほしいのは、困っていることとかそういったものではなくて、楽しみにしていることかもしれません。今度の週末に実はお孫さんの結婚式があって、それに出たいんだ、ということが一番気がかりだったかもしれない。

しかし、「今おつらいことはないですか」と聞くと、そんなことは出てこないですよね。そして例えばそこで「痛いです」と言おうものなら、と言ったら変ですけれども、薬を投与して、普通にそれで結婚式に出られる場合も多いと思いますすが、時には特殊な処置が必要な痛みである場合もあって、それがちょうど週末に予定されてしまって、外出がかなわなくなるかもしれません。その人が実現したい、その人がここをかなえてほしいと思うことが、私たちにはわからないことがあります。ですから、「何かお困りのことはないですか」ではなくて、「気がかりなことは何ですか」と言うことで、楽しみにしていること、実現したいことも私たちが知ることができれば何よりかなと思います。

同じようにつらいことが起こっていても、それをどのようにとらえているかというのは人それぞれですね。「いろんな大変なことがありましたね、それを今どのように感じていらっしゃいますか」とか、「どのように思っていらっしゃいますか」といった言葉を一言つけ加えることで、その人の向き合い方であるとか、とらえ方であるとか、人となりが見えてきたりします。

共感

そしてもう一つ大事なのが共感です。傾聴すると、つらさ、悔しさ、悲しさ、うれしさ、相手のいろいろな思いが、十分にはわからないにしても何となく伝わってきます。そうやってその方の感じていることを私たちが理解するということも非常に大事ですけれども、実はそれだけでは十分ではない。本当に傾聴して共感することの意味は何なのかというと、わかってもらえたんだな、この人に伝わったんだなと話した本人が思えることです。私たちがわかること、理解することではなくて、話した本人がわかってもらえたんだ、伝わったなと思えることが一番大事だと思います。そこは実は大きな違いなのです。

私たちがわかるだけでは不十分。それでは、どうすれば自分たちがわかった、感じたということが相手に伝わるかということですが、オウム返しが基本なのです。要するに「ああ、つらかったですよね」、「ああ、怖かったでしょ」、「ああ、そんなに大変だったんですね」というような言葉をきちんと返していくということです。うんうんとうなずいて聞いていればそれで伝わるだろうと思うかもしれませんが、それだけではなかなか相手に伝わらない場合があります。うなずいているけど、本当はどこまで伝わっているのかしら、と思うこともあるかもしれませんね。

言葉できちんと返していくということは、女性は割と得意なようです。言葉でコミュニケーションをとることは非常に得意ですね。苦手なのは私を含めたような中年以降の男性ですね。大体どう思ってしまうかというと、「何を今さら」とか、「そんなことを言わなくてもわかってるだろう」とか、「わかってくれよ」とか、そんなぐあいに思います。(笑) よく言いますよね、「ねえ、私のこと愛してる?」って奥さんが聞いたりします。「そんなこと言わなくたってわかってるだろ」、「けど言ってよ。わかんないわよ」なんていうことがあります。

実際、男性の立場からすると本当にそう思いますよね。何を今さらとか、言わなくてもふだんからこれだけ示しているじゃないかとか、と思うのですけれども、やはり言葉にしないと伝わらないことがある。それがふだんのコミュニケーションだけではなくて、サポーティブな、その人のためになるようなコミュニケーションの中でも同じことが言えると思います。中年以降の男性は、あえて言葉に出して思いを伝えるということを意識されたほうがいいと思います。

感情への対応

そしてもう一つは感情への対応です。がんなどの病気にかかわることですと、つらいこと、悲しいこと、悔しいことは多いですよね。悔しい、悲しい中で泣くこともあります。それで、ふだんのコミュニケーションの中で私たちがついやってしまうのが、なだめることです。「まあまあ、そんなに怒らない」、「いつまでもめそめそ泣かないでよ」、そんな感じでなだめようとします。確かにある時点からそうやって気持ちにこたえていくことも大事ですが、最初に大事なのは、まずはその気持ちを受けとめるということです。先ほど共感のところでも言いましたが、「大変だよね、つらいよね」というような形で、感情の動きをちゃんと一度受けとめるということがすごく大事だと思います。

受けとめた上で励ましていくのは、私はとてもプラスになると思うのです。気分が沈んだりしたときに励ましてはいけないとか言いますが、まったく励ましてはいけないというわけではないと思います。つらさ、悲しさ、悔しさ、いろいろなことをきちんと受け取ってもらえたなと感じられれば、その後の「けど、自分は力になるからね」という形での、自分が相手の力になることを伝える意味での励ましは、とても力になると思います。相手に「頑張ってくださいね」という励ましは、相手に対するある意味否定になってしまうかもしれませんので、相手を頑張らせる励ましではなく、「自分が支えになりますよ」、「支えになっていきますよ」というようなことを伝える励ましがいいと思います。

こういったことを気をつけながら、コミュニケーションを図っていく必要があると思います。

■スピリチュアルケアにおける大切な態度

かかわり続ける――「力になりたいと思っています」と伝え続ける

スピリチュアルコミュニケーションは、そういうふだんのかかわりが非常に大事ですけれども、ときには非常に深いつらい悩みに遭遇することがあります。「早く逝かせてください」という言葉を耳にしますし、それに対応していくことがあります。それをあえてスピリチュアルケアという言葉で言いますと、そのときに必要なことは、図9に挙げたように、傾聴、存在だとか、誠実に対応したり、率直に話をしたり、柔軟性、受容、立証といろいろあります。けれども、この中で、存在――ここにいるということ――が非常に大事だと思ったことがあります。

実際にその場面に遭遇するわけではないけれども、同じような状況を何人かの中で想定して、その人になりきっていろいろな言葉の対応をしたりすることをロールプレイと言います。あるとき、私はこんなロールプレイをしました。私が八十代後半のなぜかおばあちゃん役で、すい臓がんの末期で、余命は一カ月もなく数週間で、身寄りもなくて、毎日痛みがあり、毎日同じことの繰り返しで生きる

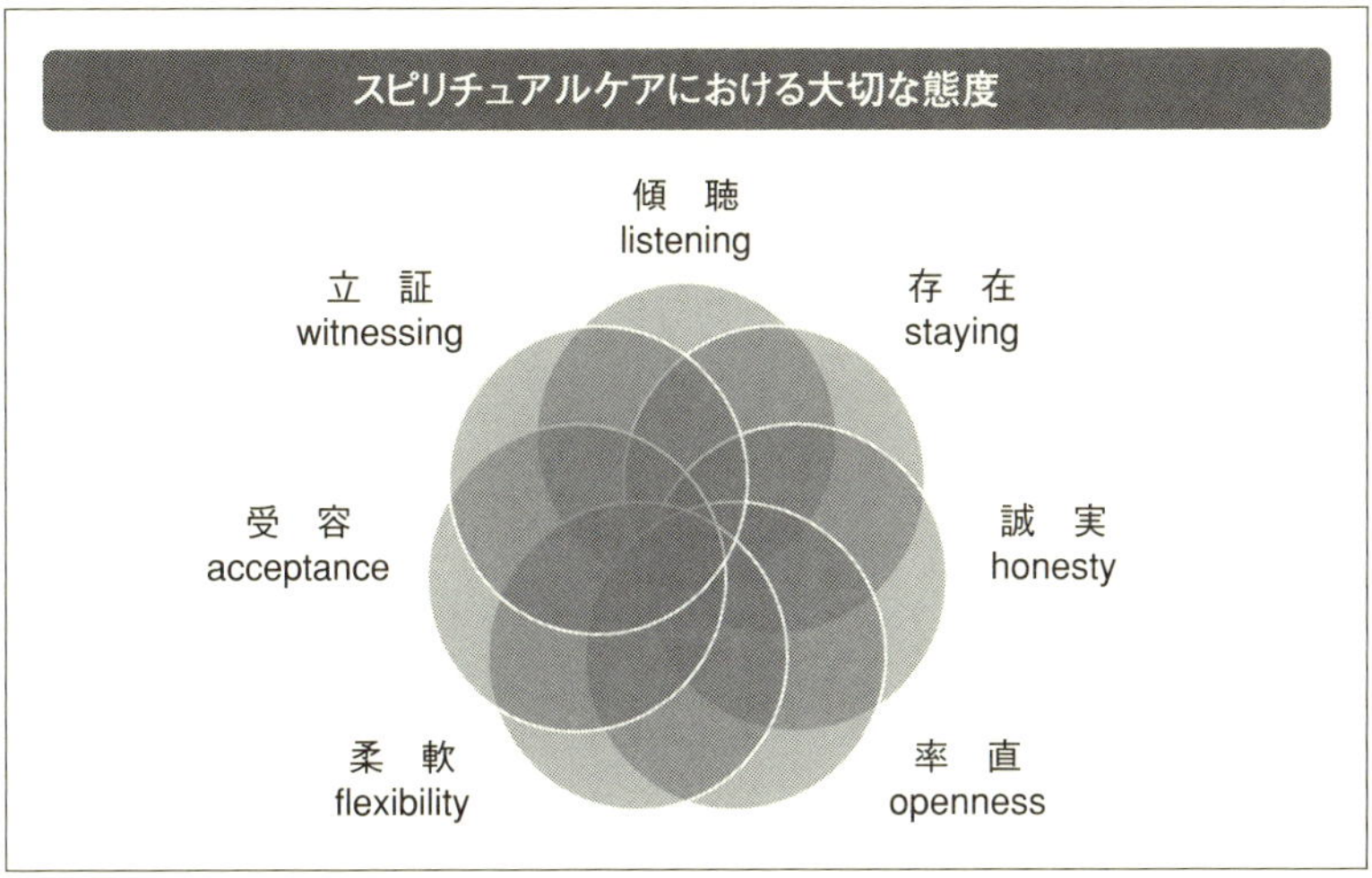

図9

意味を見失っているという状況設定。よくそんなつらい状況設定をしたなと思いますけれども、それのスピリチュアルケアをしていくというロールプレイだったのです。

話をしても自分もつらくなるんです。そりゃあ生きる意味がなくなってくるよなとか、それだったら早く逝きたいよみたいな感じで、どんどん落ち込んでいくのですね。「ああ、だめだ」と、どうも相手も思っていたらしいのですけども、だんだんと落ち込んでいきながら不思議な感覚が私を襲ってきました。どんな感覚かというと、「もうだめだ」とどんどん落ち込んでいくのですけれども、妙な安心感を感じながら落ちていく。落ちているんですけれども、安心感があるんです。

それはなぜかなと思うと、やはりそこにその人がいて、私の話を聞いてくれて、自分に向き合ってくれている。決して自分はよくはなってきていないんですよ。スピリチュアルケアでいろいろな話に対応してもらいながらも、相手も全然力になれていないなと思っていたらしいです。けれども自分の中で、「そうか。落ちていっているけども、そこにいてくれて、まあ、それが安心感にはなるんだな」、そう思いました。それで、ひょっとしたら「そこにいることの大切さ」というのはそんなことなんだなと思ったわけです。

私たちが困っている人、つらい人の支えになりたいと思って言葉をかけたりしたとしても、全然力になれていないなと思うことはたびたびありますよね。確かに力になれていなかったなと思ったとしても、そこでかかわり続けるということ、そこにいるということが、やはり相手にしてみれば力になっていることもあるのだと思います。自分では決して力になれたとは思えない。むしろ失敗した、またた今日もだめだった、といった思いになることがあるかもしれません。けれども、そこでかかわり続けることが非常にプラスになるのだなという経験をしたのです。そのような意味で、やはりかかわり続けるということは非常に大事なのだと思います。

つらい思いをしながらさまざまな話をしていくときに、私たちがもう一つ大事にしていることは、「沈黙」です。それはただ単に黙っていればいいということではありません。ふだんのコミュニケーションの中で話をしているときに沈黙が生じると、何か間が悪いというか、そんな感じがすると思います。けれども、生きる意味だとか目的だとかそんな深い話をしているときに、そうそうぽんぽんと話が弾むはずがない。深く考えれば考えるほど、そこには時間、間というものが必要です。ですから、

「相手が考える時間を待つことを恐れない」ことがとても大事ではないかと思います。

慣れないうちは間が悪いですよ。慣れない間は本当にどうしようかと思って、次の言葉をこっちが探して、相手が黙っていると、ついこっちがしゃべり出してしまうなんていうことがあります。そうではなくて、待つという意味での沈黙を恐れないでコミュニケーションを続けていくことがとても大事だと思います。

「そうも思いたくなりますよね」というような言葉でしか返せないときもあります。それはどんなときかというと、他者に対する恨みなどの陰性感情のときです。「あの人、憎いですよね」とか、共感でオウム返しとは言いましたけれども、そのまま返せないですね。(笑)「そういう状況だったら、そうも思いたくなりますよね」という言葉でしか返せないときもあります。

それから、「つらいときにはこれまで何が支えでしたか」ということもすごく大事でしょう。

先ほど、何がその人の生きる支えかということが大事だと言いましたが、「何でそんなに頑張ってきたんですか」とか、「なぜそんなに頑張ってこられたんですか」というような会話で、その人が本当に求めているものだとか、その人にとって支えになっているものが見えてきたりします。直接的な聞き方ではないですけれども、一生懸命家族の世話をやってきたが、なかなか家族の世話ができなくなってつらい思いをしていると、話してくださる。そこで、「すごく頑張ってこられたんですね。けど何でそんなに頑張ってこられたんですか」と返すと、「やっぱり家族が大事じゃない」とか、「やっぱりこうやって自分ができることで相手が喜んでくれるし、そういったことで頑張ってきたんだ」と。

家事ができなくなったことがつらいのではない。そのことによってこれまで相手が喜んでくれるのが自分はうれしかったが、それを通して喜んでもらえるようなことができなくなったことがつらい。だとすれば、家事はできなくなったかもしれないけれども、何か別なことで家族に喜んでもらうようなことが少しでもできれば一番いいわけですよね。目の前にあることを、ふだんは意識しないそういったことがどんどんできなくなってきたとしても、そこで求めているものは実はもっと奥深いところにあったのだ、というようなことに気づくことができます。

そして、一度のかかわりの中でそんなに力になれるなんていうことはないですね。先ほども言いましたが、力になれなかったなと思うことのほうが多いと思います。「少しでも支えになれればなと思っています」ということを伝えることはできますね。力になれなかったと感じても、「力になりたいと思っています」ということを伝え続けることはとても大事だと思います。

宗教が果たす役割

そして、さまざまなスピリチュアルペインがある中で、いわゆる宗教が果たす役割というものが非常に大きい場合があります。先ほど言っていたようなその人の誇りや、生きる意味・目的、赦し、そういったさまざまなものが感じられればいいのですが、やはり宗教でしか答えられない部分もあると思います。

では何が宗教でしか果たせないかというと、「赦し」というところが必要な人にしてみれば、宗教でなければなかなか対応できないと思っています。実はこんなことを自分はしてしまったんだといった、深い罪の思いを持っている方はいらっしゃいますね。家族の中でずっと仲たがいしてしまっていたような方が、自分が悪かったなと思っている。あなたの罪は赦されていると思いますよと私が言っても、ありがたみも何もないと思います。けれども、宗教をもって神様はこうおっしゃっていらっしゃいますよといったことで、赦されているという感覚を持つことができれば、それは大きな救いであり、支えになると思います。これはやはり宗教でしかかなえられないことなのではないかと思います。

あとは死後の世界の問題です。これも私たちにはわかりえないところで、宗教の中に答えを持っている場合もありますので、何が正解というわけではないですけれども、こういったことを神様はおっしゃっていますと伝えることはできると思います。

時に支えになる対応

これから、具体的な言葉をいくつか述べたいと思います。「時に支えになる対応」として図10にまとめました。時にです。(笑) すべてがしっくりくるわけではないです。

時に支えになる対応

1　何もできることがなくなり、生きる意味がない、と思っているとき

—存在にも意味がある

—自分の力で、これまでは何かをして、何かを生み出し、何かを伝えてきたと思いますけど、こうやって、ここに居るだけでも「伝わる」ことってあるんですよ。もちろん、言葉で話す思いや考えもそうですし、向き合う姿勢や態度なども伝わります。

2　依存による自己価値観の低下を感じているとき

—世代を超えた支えあいの継承

- 今は、私たちがお世話をしていますが、いずれ私たちも世話を受けなければならないんですよ。

—これまで、いろいろ人の世話もしてきたでしょう。今度は、自分がしてもらってもいいんじゃないですか？

—世話を受けることを受け容れる援助

- 「申し訳ない」じゃなく、「ありがとう」って言うと楽になりますよ。
- 自然に感謝できるような普段の暖かなケア

3　人に迷惑をかけている、と思っているとき

—確かに、お世話って楽じゃないかもしれません。けど、嫌々やっているのではなく、大切な人だから自分がしたいと思ってやっているんだと思いますよ。迷惑じゃなくて、少しばかりの苦労だと思います。「十分やってあげられた」って思えるようにすることも大切なんですよ。

図10

1　何もできなくなり、生きる意味がない

「何もできないし生きる意味がない」。そんなときには、「そこにいるだけでもみんなは喜んでいますよ。みんな会いに来たがっているじゃないですか」という言葉かけがあります。それプラス、「伝わることってあるんですよ」というようなことも言います。私たちは能動的に、伝えることもなくなった、とか、してあげられることもなくなった、とか、自分が何かをすることで意義を感じたりしますが、人は決してそうではないですよね。伝わっていくものがあって、それを人は感じながら、そこに意味を見いだすこともたくさんあると思います。

実は、病棟のアイドルと言われているような患者さん方がいらっしゃいます。本当ににこにことしていて、何かすると本当にすてきな笑顔でありがとうとおっしゃってくださる患者さん。アイドルと言うと語弊があるかもしれませんが、その方のところに行くと、かえってこっちがほっとすることがあるのです。その方は決してそのようにしたいとか、そうなりたいと思って、そういう存在になっているわけではない。その方が醸し出す雰囲気によって、私たち自身が癒やされる部分もあるのです。やはりその人から伝わるものだと思います。そういったものを家族の方は感じていらっしゃるし、だからこそ大変だけれども来られていると思いますよ、というようなことを伝えることもとても大事だと思います。

2　依存による自己価値観の低下

「自分はいつもお世話になってばっかりで」ということをおっしゃる方がいます。「今は私たちが

世話をしているけれども、私たちもいずれはだれかの世話になるんだから、今は世話をさせてください」と言うこともプラスになることもあります。「『申しわけない』ではなくて、『ありがとう』と言うと楽になりますよ」と。最初は言葉だけかもしれませんが、それを言い続けることによって、気持ちもそう感じられるようになることもあります。

3　人に迷惑をかけている

それから、迷惑と大変さを一緒にしている人がいますね。こんな状況の中で家族も大変なのに絶対迷惑をかけている、と思うようですが、大変さと迷惑は違うということを意識してもらうことも、とても大事だと思います。確かにふだんの生活とは違うわけですから、家族にしてみれば大変だと思います。それはやはり大事だからそこやっているのであって、迷惑ではないですよね。そのことを私たちが伝えるだけではなくて、本当は家族の方が言ってくれるのが一番いいです。「そりゃあ大変だよ。大変だけどさ、来たいから来てるんじゃない。来させてよ」くらいのことを言ってあげるといいと思ったりします。

■終末期医療の中の大切なこと

今までの話をまとめていきたいと思います。ホスピスで代表されていた終末期医療、その中でターミナルケアが重視されて、それが緩和ケアとして次第に非常に広がりを持ってきました。緩和ケアは緩和医療という医療の中に専門化されてきましたが、しかしそれが今はまた、だんだんと一般化されつつあります。普通の一般の診療の先生方にも広がってきています。End of life care といいますか、今またあらためて終末期医療の中の大切なことが見直されていまして、そしてまたホスピスに帰っていくような状況になりつつあるという気がします。

終末期のがん患者さん方に直接インタビューした調査があります。[4] 本当に大変な研究といいますか、労力をかけてなされたものです。さまざまなスピリチュアルな苦悩に対して何が助けになりましたか、ということを、直接患者さん方に聞いています。

1　すべての精神的苦悩に関すること

すべての精神的苦悩に関することに対しては、「関心を持っていることが伝わる」とかそういったことも大事ですが、実はもっと単純なことで、「朗らかで親切」、それから「病気以外のこともよく聞いてくれる」といったことが、心の支えになっているというような結果が出てきました。

2　関係性に由来する苦悩

自分はどんどん関係が限られてきている。そんなときに何が支えになるかというと、「家族と一緒に過ごす」ということが一番なんです。私が回診をする中で、「最近、何かうれしいことはありましたか」と時々聞きます。ほとんどの方は、家族のだれそれが会いに来てくれた、孫が会いに来てくれたと、本当に家族のことが一番多いです。ご家族と一緒に過ごすということだけでも、非常に大きな支えになるのだなということがあります。

3　身体コントロール感の喪失

自分がだんだんいろんなことができなくなってきた。そんなときに何が支えになるかというと、「できそうにないことでも一緒に頑張ろうといって支えてくれる」ことも多いのですが、「何か理由を探してできないことを受け容れる」、「かわりに自分ができることを探していく」ことが支えになると回答しています。

4　将来に対するコントロール感が喪失

将来に対するコントロール感が喪失したときには、「予測されることへの対処をあらかじめ知っておく」こともありますが、「先のことはわからなくても、何か起きたときにはちゃんと対処してくれる」だろうなというような思いとか、「先のことは考えずに今のことを集中する」というようなことが支えになっています。

5　負担

だれかの負担になっているんじゃないかなというようなときには、「家族と気持ちを自然体で伝え合える」ことだとか、「何気ない日常生活の工夫をしてくれる」といったことが支えになっているようです。できることではなく、存在や今の状態に価値があると考えるとか、そういう概念的なものに救いが見いだせる方もいらっしゃるのですが、割とふだんのさり気ない、何気ない支えというか、むしろそちらのほうが数が多いのです。

6　役割・楽しみ・自分らしさの喪失

役割とか楽しみ、自分らしさがなくなってきたなというときにも、「家族や医療者が楽しみになることを実践するために実際に努力をしてくれる」ということがとても大事です。

7　重要なことが未完成であること

重要なことが未完成であることに対しては、「伝えて残しておく」、「死後のことを決めておく」ということ。

8　希望のなさ

一番難しいのは希望のなさです。希望のなさに対しては、これが支えになりましたという答えは、ほかの項目と比べると非常に数が少ない。希望がないということについてはいくつか答えは出ていますけれども、それではこれが一番支えになる、というものはなかなかないのだということが示されています。

9　死の不安

死の不安のことについては、「宗教とか人間を超えたものに支えを見いだす」、「長さではなくどう生きるかに焦点を当てる」、「理由を見いだして受け容れる」ということです。こうしたことがいろいろ支えになります。

患者さんとの協働医療

そして今言ったいろいろなコミュニケーションの問題、スピリチュアルな問題の中で私がもう一つお伝えしたいのは、私たちも納得しながら、お互いに納得しながらいろいろなことをやっていきましょうということの提言です。

いろいろなことを私たちも提案しますし、アドバイスもします。実際、患者さん方もいろいろな選択をすると思うのです。そのときに、その理由を私たちも聞いて納得しながら医療を進めたいということです。最近私たちの病院で大切にしているのは、「患者さん中心の医療」というよりは、「患者さんとの協働医療」ということです。一緒にやっていきましょうよ、一緒に納得しながらしていきましょう、ということを大事にしています。

「私のリビングウィル」

そのために「私のリビングウィル」ということを最近提唱していまして、図11にあります冊子を私たちの聖路加国際病院ではつくっています。患者さんが言葉を出してコミュニケーションができるときには、実際にコミュニケーションすればその人を思いを知ることができるのですが、コミュニケーションができなくなったときのためのものとして、リビングウィルというものを準備しています。いろいろな病気や事故で、意識や判断能力の回復が見込めない状態になった場合に、どのような治療を

「私のリビングウィル」の冊子

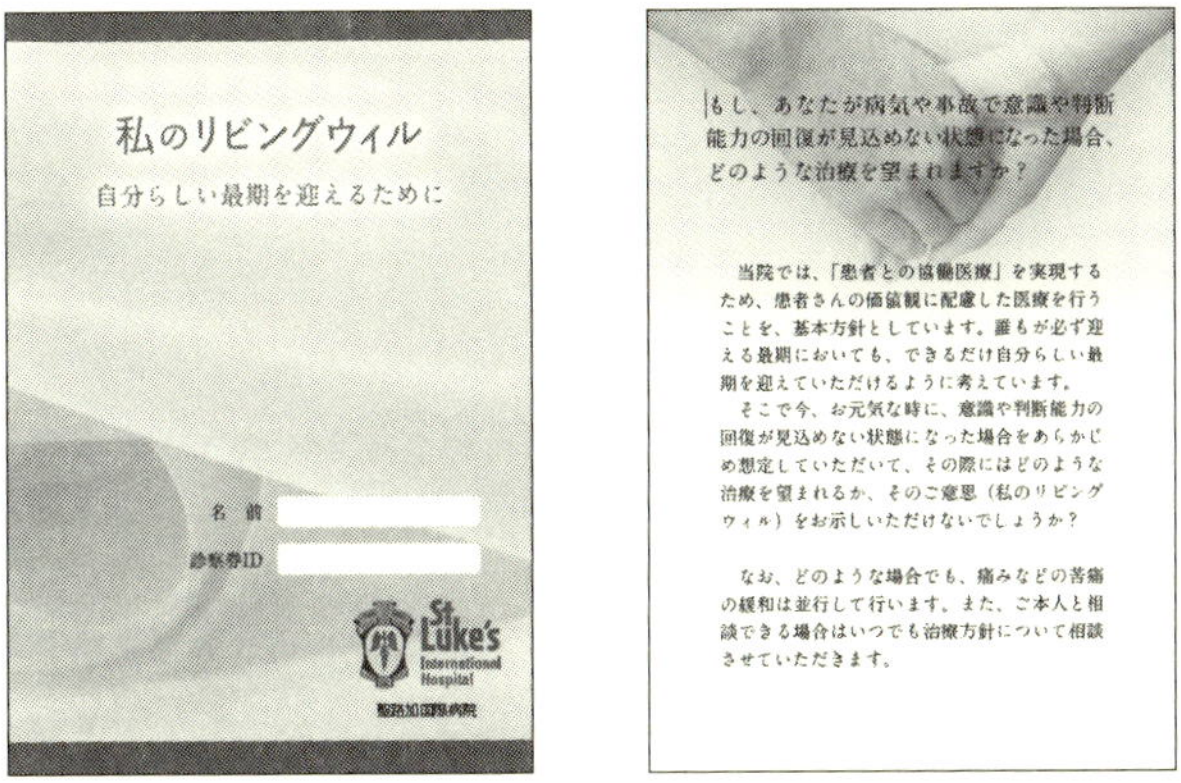

図11

望まれますかということで、いろいろな選択をしていただきます。

これのポイントは、本人の署名だけではなくて家族の署名も加えたということです。自分だけが思うのではなくて、ご家族ときちんとその思いを話し合うきっかけ、話し合う場を持ってくださいということです。

その患者さんはそう思っていたであろう、けれどもご家族の方がこうおっしゃっているので、その意に反した医療をしなければならないときというのが、生じてしまうのです。書面などがないということと、事前に患者さんと家族が話し合っていないがために、患者さん本人の思いとご家族の思いが離れてしまっていて、患者さん本人の思いが実現できない、それに沿うことができない、ということが実際に起こってしまうのです。それを

「私のリビングウィル」によってできること

最期まで本人の価値観を尊重した治療

□家族ではなく本人が希望する治療を最期までできる。
（本人には不本意な）人工呼吸器の使用や継続的な栄養補給による延命治療を避けることができる。

□事前に家族、医療者とリビングウィルを共有することにより、本人のリビングウィルを現実的で実効性のあるものにできる。

□誰もが必ず迎える自分の最期を考えて心の準備ができる。
それによって、今を安心して生きることができる。

図12

防ぐために、この書類があるというのではなくて、この書類を作成する上できちんとご家族と話し合っていただいて、自分自身の考えをちゃんと伝えていただく、そして納得していただくということを大事にしていきたいと思っています。

「署名・同意される方々へのお願い」というところに、ご本人については何回でも書き直すことができますと書いてあります。もしお元気であって考えが変わらなかったとしても、あまりにも古い日付のものだと、本当に今もそう思っていたかどうかわからないということになります。ですから、誕生日ごととまでは言いませんけれども、なるべく直近の気持ちだということがわかるように定期的に書き直していただいたほうがいいと思います、ということを伝えています。それから同意されるご家族の方へ、ここに署名される方々については、十分にご本人とお話し合いくださいというようなことが書かれています。

そして私たち医療職についても実は注意書きがあります。書かれている内容を患者さんもご家族もちゃんと理解された上で記入されていますか、それを確認してくださいということです。結構、想像上のことだけで記載されていることがあります。実際の運用の仕方としては、患者さんとご家族がこの書面を持ってこられます。ここでそれぞれどのような医療を望まれますかといったときに、人工呼吸器や心臓マッサージといったもののイメージが正しく持てているかどうかを確認するために、実際にそれをされているときの写真等を、電子チャートですけれどもコンピュータの画面上でいつでも一緒に見ることができるような設定もしています。

高カロリー輸液はどんなものかとか、胃瘻《いろう》という胃からおなかのほうに直接チューブを出すような処置があるのですけれども、それもあまり想像がつかなかったりしますよね。それがどういうものなのかということを説明し、きちんとイメージを持っていただきながら、その上でこちらも確認しました。と私たちもサインするようにしています。

また、同じようなページが続いて、ちゃんと書き直せますよというようなことがここで示されるようになっています。そのほかにも、こういったときにはもうちょっとこうしてほしいといったものもいろいろあると思いますので、そういう細かいことがあれば、自由に書いていただけるようにしてあります。大まかな治療方針だけでなくて、もしご自分の「こういったぐあいにしてほしい」というようなことがあれば、それを記入していただければなと思っています。

遺言書は、なかなか書き直しがきかないような難しさを感じるかもしれませんが、リビングウィルは書き直せます。「私のリビングウィル」によって図12に書いてあるようなことができます。

思いやり

そして、それプラス「思いやり」が大切です。ある患者さんが非常にいい笑顔をされている写真がありました。実は写真を撮る直前まで笑顔はされていなかったのです。どんな状況だったかというと、痛みをとっている最中で、まだまだ十分痛みがとり切れていないところでした。それから鼻からチューブが入っています。腸閉塞といって腸が詰まって、そのために腸の中にたまったものを外に出すような処置です。実は吐き気を抑えるための処置なのですが、これをしても吐き気がまだまだ続いているような状況です。ですから痛みもあって吐き気もあって、笑顔を見せるどころか、みけんにしわを寄せてベッドの上でうずくまっている時間が長いような状況の患者さんでした。

しかしその家族は、そんなときにワンちゃんを連れてきてくれたのです。そのときに見せてくれたのが、その写真の笑顔。これには私たちも参ったと思いました。いくら私たちが痛み止めを使って痛みをとったとしても、吐き気止めを使って吐き気をとったとしても、その笑顔は見られないと思います。そんなつらい状況でも、どうしたらこの人が少しでも気持ちが和らぐか、少しでも喜んでくれるかなという思いでワンちゃんを連れてきてくれて、初めて見ることができた笑顔だと思います。苦痛、つらさ、苦しさといったものに対応して、それを取り除くということも大事ですけれども、それだけではない。こういった思いやりの気持ちで接することで、そんな笑顔が見られるのだなと。これはご家族でないとできないことなのです。このことを、ぜひ皆さん方にお伝えしたいと思います。

医学全体でのスピリチュアルケアおよびコミュニケーションの位置づけ

最後に、「スピリチュアルコミュニケーション」について、今日の多くの大学の医学部では、どのような学び、カリキュラムが展開されているかについて、少しお話ししておきます。

いわゆるスピリチュアルに特化したようなコミュニケーションのカリキュラムというのはないと思いますが、コミュニケーションということについては、今はいろいろな大学で試みがなされています。先ほどロールプレイの話をしました。ある状況設定をして、その役になり切ってやりとりをしていく。その中でいろいろなものを人から評価してもらったりする。そういった試みというのは、今は日本全国の大学の医学部でなされています。臨床の場面に入る前に、実際に患者さん方と接する前にロールプレイをして、それを人から評価を受けて、これはとても人前に出せないなという場合がもしあるとすれば、そういった方については少し間を置いて出てきてもらうというようなことを実際にやったりもしています。

コミュニケーション全体については全国の医学部でも基本的な教育、実践というものはされつつあります。ですが、いわゆるスピリチュアルということについては、認識が十分全員に行き渡っているというわけではない状況です。医学部の中で、例えば緩和ケアの講座があるような、緩和ケアについても興味関心を持つ先生がいらっしゃるような大学であると、それに関する講義がある可能性はありますが、緩和医療学講座、緩和ケア講座がない大学については、なかなか行われていないのではないかなという気はします。

看護師さんのほうは、全人的な評価については看護の基本のような形でずっと習っていますので、皆さん、緩和ケアに興味関心があり、勉強され、実践といったものがなされていると思います。医学教育のほうがまだまだおくれているというのが現状だと思います。けれども決して何もしていないわけではなくて、少しずつ講座はできてきていますので、今後さらに広がっていってくれるといいなと思っています。

それから医学部の話ではないのですけれども、二〇〇六年にがん対策基本法ができて、それに基づいてがん対策推進基本計画というものが立てられました。その中に二つの大きな目標があります。一つはがんの患者さんを二〇％減らしましょうということで、早期からの検診の推進だとか、治療レベルの向上だとかといったものを実際に図っていこうというものです。二つ目に、すべてのがん患者さんと家族のＱＯＬを向上させるということが挙げられています。

その具体的な働きとして、実はそれぞれの地域にがん診療連携拠点病院というのがあるのですが、その病院では年に一回以上、緩和ケアに関する基本的な教育、講習会というようなものが開かれています。その対象となるのは、すべてのがん診療に携わる医師です。すべてのがん診療に携わる医師に対して緩和ケアの基本的な講習を提供して、緩和ケアを広くみんなに行ってもらおうということを、現実にここ二年ほどやっています。

その中に、全人的な苦痛ということでスピリチュアルな問題も含めていますので、これからがん診療に携わる医師で「スピリチュアルなんていう言葉を一度も聞いたことがない」なんていう医師は、おそらく数年のうちにいなくなるだろうと思います。ただ、基本的な教育、講習会ですので、そうそう深いところまでは行かないのですけれども、すべてのがん診療に携わる医師がそれを知っているか知らないかというのは、非常に大きな違いになってくるのではないかなと思います。その成果が出てくることを期待しています。

その講習会というのは一〜二時間の講習ではなくて、土日を使って朝から夕方までかけ、丸々二日間、缶詰状態でやる講習会です。その中でロールプレイもやりますし、みんなでディスカッションもやり、座って聞く講義だけではなく、自分たちも実践する講習会になっていますので、大分変わってくるのではないかなと思っています。大学教育だけではなく、いま実践しているお医者さんに対しても教育が行われていますので、かなり変わってくるのではないかと期待しています。

注

（1）「臨床病期Ⅳ期の非小細胞肺癌患者に対する早期の緩和ケア導入が、ＱＯＬ、終末期の積極的治療、および生存期間におよぼす影響を検証した第Ⅲ相無作為化比較試験」、第46回　米国臨床腫瘍学会年次学術集会、二〇一〇年　六月四日～六月八日、米国イリノイ州シカゴ。

Jennifer S. Temel (Massachusetts General Hospital, Boston, USA), Effect of early palliative care (PC) on quality of life (QOL), aggressive care at the end-of-life (EOL), and survival in stage IV NSCLC patients : Results of a phase III randomized trial. Oral Abstract Session 7509.

（2）Miyashita, et.al : Good death in cancer care : a nationwide quantitative study. Annals of Oncology (2007) 18 (6) : 1090-1097.

（3）アブラハム・H・マスロー『完全なる人間――魂のめざすもの』（第二版）、上田吉一訳、誠信書房、一九九八年。

（4）森田達也、河正子、坂井さゆり「がん患者のＱＯＬを向上させるための緩和ケアプログラムの開発」21年度厚生労働科学研究費補助金分担研究。

（二〇一一年六月三日、聖学院大学ヴェリタス館教授会室での講演に加筆修正）

希望・尊厳・スピリチュアル

——緩和ケアからのアプローチ

清水　哲郎

はじめに

　私は今、仙台に住んでおります。それで二〇一一年三月十一日、私は勤務先の東京大学の構内で地震に遭いました。妻はがんの手術を若いころから中年にかけて七、八回やって、障害者手帳も持っているぐらいですから、生きていたらこの状況ではひとりで暮らさせるわけにはいかないなと思っておりましたところ、何とかその日の夜中に携帯メールが一本届き、無事であると知らせてきました。無事なら帰らなければだめだと思いました。次の日、大阪で「在宅医学会」での講演の予定があったので、無事でなかったらそちらに行こうかなと思っていたのですけれども、無事なら帰らなければなりません。翌日どうしようかと思って、レンタカーを借りました。家族があるから、それで私が交通渋滞をさらにプラスさせてしまうということも許してもらおうと思いまして、仙台まで十五時間かかって帰りました。帰り着いたのが朝の四時半か五時ぐらいです。

それからサバイバル生活が始まりました。私の家は丘の上のほうですが、造成が悪いところは本当に大変なことになりました。最初のころは津波のことしか新聞に出ませんでしたから、近くに住んでいる私たちもわかりませんでしたが、造成の悪いところは丘陵地帯でも非常にひどいことになっている。すべてなくなってしまうよりも悪いという感じです。けれども私のところは幸い造成はしっかりしておりましたので、ほとんど被害はない状態でした。ですから近所の人たちと助け合いながらサバイバル生活を、つまり毎日水をくみに行かなければならない、ガスは出ないけどどうしよう等々いろいろなことを味わいながら過ごすことになりました。

仙台におりますと、被災地というか本当に津波で大変なことになった方たちが近いのです。自宅に一週間に一回ぐらい来てくれているヘルパーさんが、「自分の息子は石巻で津波に巻き込まれたんですが、何とかうちにたどり着きました。生きていたんです」と言われました。ああ、そうなんだと。非常に近いところでそういうことが起こっていました。それから知り合いの知り合いぐらいでご家族を亡くされたとか、あるいはご自分の家が流されて、ご自分も勤め先の保育園の小さい子どもたちを連れて、お年寄りが死体で横たわっているところをこうやって逃げたとか、そんな話が次々と飛び込んでくるわけです。

そこで私の家族はささやかながらボランティア活動を始めました。大きいところはスポットが当たって多くのボランティアが入るのですが、小さいところはなかなか入らない。私の家族は友人ら主婦グループで、ごくささやかですけれども、スポットの当たらないところに物資を届け始めていました。ですから私も、仙台に帰ったときには、壊滅的被害を受けた東松島市の牛網というところなどに物資を持っていくために、ドライバーを毎週のようにやっておりました。

五月ぐらいですが、そのころはまだ生活のための必需品が送られてくるのです。知り合いから送られてくる物資が中心だったのですが、その中に真珠のブローチだったと思いますが、一つ入っていたのです。それを送られた方はどういうおつもりで入れられたのか、何しろそういうものが入っていました。牛網という地区で、ご自分は床下浸水ぐらいですんで、町内会の会計などをなさっている方、つまりその土地に詳しい方でボランティアをやろうという方がおられて、その方のところへそうした物資を届けるとその方が配ってくださっていたのです。

大規模な支援物資ですと、どこかの市の行政の倉庫に入ってしまって配られていないとか、支援金も集まったけれども公平に配らなければいけないということでなかなか配られないという話がありましたが、うちの場合は、ごく狭い地域のところだけれども、持っていったものが大体この辺に配られたとか、こういう方に配ったということがわかるような形での支援ができたのです。そのボランティアの方にそのブローチを渡したのです。そこで、その方はだれにあげようかと考えました。社交ダンスを趣味にしていらっしゃる女性がおられて、被災して全部なくしているわけです。生活物資も当然ないわけですけれども、社交ダンスの競技会というか発表会で着るものなど、趣味のためのものですけれども、その方にとっては生きることを支えているような楽しみを全部失ってしまっている。多分そのころの状況だったら社交ダンスのことに気を回せるような状況ではない、何しろ生き抜かなければならないという状況だったと思いますが、その方にそのボランティアさんは真珠のブローチを差し上げた。「またこれをつけて踊れる日が来ることを目指しましょう」というような気持ちをこめたようです。それは、その相手の方にとっては非常に大きな喜びになったのでした。

その方にとっては、何もないところに、また前と同じように社交ダンスをみんなの前で踊る競技会などができるということの、キリスト教的な言葉で言えば「初穂」なのかもしれません。何かそういう予兆といいますか、それが手に入ったわけですね。その方は何もいいものがなくなったところにこれが来た。そこから自分がまた復帰して、そういうこともできるようになる日がやがて来るという希望を持つことができたと、私はその話を聞いて解釈したわけです。つまり支援というのは、確かに生活必需品というのはそのころ必要だったのですが、それだけではない、その方たちが生きる気持ちになる、あるいは前向きになろうとするための支援というのもあるんだなと教えられた次第です。

そんなことがありまして、支援してくれる人に対する通信にそのことを書いたのです。そうしたらそれ以降、ブローチのようなものがわんさと届くようになりました。今どうなっているかというと、その土地の女性たちが集まった何かの作業の後で、あなたこれにするとか、これが似合うとか……。でも、これはこれで楽しみになっているようです。

行政では自立の時だといっていて、確かに配ってみると、その配られたものをどこかに転売している人やため込んでしまっている方たちはおられるわけですが、本当に必要としている方もいる。ですから、自立の時期だからもう物資は送らないでくださいとか、何だか動物園で「動物にえさをあげないでください」と言っているみたいな感じですが、そういうことだけではすまないところがあると思います。

ですから本当は、多くの方たちにそういう細かい地域のところに入っていただいて、それぞれの個別の必要を見きわめながら支援していただけると一番いいのですが、なかなかそういうネットワークにはなっていません。けれども新聞などには出ませんが、そういう働きをしている方たちがたくさんおられて、この中にも支援してくださった方がいらっしゃると思いますが、何らかの形で現地の方たちに届いていると、その近くにおりますと感じている次第であります。

もう一つ、私は埼玉とのつながりということでさっき考えていて、ああそうだと思い出したんです。私は埼玉で生まれたのです。疎開先です。その当時は、行田《ぎょうだ》の在というふうに言っていました。犬塚村というところだと思います。戦後でしたけれども、まだ疎開先に両親、それから祖母が残っておりまして、父方の祖父の出た家に疎開していたと聞かされています。父方の祖母というのは聖公会のクリスチャンでした。ドルカスという洗礼名を持っておりました。父は、私が生まれて六カ月ぐらいで死にました。その当時は結核は死病でした。ですから私は、父のことはまったく覚えていないのですが、彼は若いころ、一高時代に賀川豊彦の運動に身を投じたと聞いております。山中湖で洗礼を受けたとか、賀川豊彦の社会的な福音に没頭して、一高だと東京帝大が標準的かもしれませんが、そうはならずに早稲田大学に進学したと聞いております。

私の母は小さいころから長く東京の品川区、池上線の旗の台というところに住んでおり、そこには洗足教会という日本基督教団の教会がありました。昭和の初めぐらい、小さいころからそこに通っていて、昭和二十年代にそこで洗礼を受けて、父の母も聖公会の信者でしたけれども、その教会に移りました。そういう中で私は育ったものですから、あなたはどういう育ちだとか宗教はとか聞かれると、いわゆるクリスチャンホームで育ちました、と答えています。

そういう出発があるといいますか、そういう教育のされ方をしています。しかし、高校生のころファンダメンタリズム（キリスト教根本主義）に走りまして、大学を出るころまではそうでした。しかしそこから、一番右から一番左のほうに行ったという生い立ちをたどっています。高校時代に、福音派というか、ファンダメンタリズムみたいなところにいたときの気持ちというのを私は経験しておりますから、例えばそういう人たちが進化論はキリスト教の教え、聖書の教えと合わないとおっしゃる。どうしてそういうふうに思えるのかということはよくわかるのです。

それから、大学の理学部で天文学を専攻しました。どうして大学で私が天文学に進んだかというと、大学を卒業したら神学校に行って宣教師になろうと思っていたのですが、「自然科学を知らないから、お前は宗教的になれるんだろう」と言われたくないと思ったからです。ちゃんと天文学だってできるんだぞと、言ってみれば箔をつけてから神学校へ行こう、そういうことで天文学をやっておりましたが、哲学に行ってしまいました。

しかし哲学といいましても、最初勉強していたのは宗教改革者のマルティン・ルターです。哲学の中ではちょっと傍流といいますか、よくもまあそういうことで哲学やっていけるねというようなことをやっております。ルターの育った背景をさかのぼっていきますと、オッカムのウィリアムという十四世紀の人、あるいはドゥンス・スコトゥスにいきます。そういうことで中世を勉強したのです。ですから私の中では、今でもマルティン・ルターの特に若いころの思想というのは、私のある種の物の考え方というものを決めているようなところがあるわけです。

スピリチュアルとは

本題に入ります。「スピリチュアル」については、いろいろな方がいろいろなことをおっしゃいます。講演題の副題に「緩和ケアからのアプローチ」と書いてあったのですが、今日の資料をつくってみて、「緩和ケア」というのが実はほとんど出てこないので申しわけなく思っています。緩和医療学会というのは一九九六年ぐらいに立ち上がりました。そのころ、学会の周辺で緩和ケアに関するハンドブックのようなものをつくったことがありました。その中にＱＯＬの話があり、ＱＯＬの一般論のようなところを私が書きまして、その次にスピリチュアルケアの話を窪寺俊之先生がお書きになっていらした。ですから、窪寺先生の前で「スピリチュアルとは」という話をするのはえらくおこがましい感じがいたしますが、私なりに、以前から私はこういうふうに理解しているということを申し上げたいと思います。

世界の中にある私の世界認識＝世界への態度

基本的に世界の中に私が生きていて、世界というものを根本的に何だと思っているか、どういうものと理解しているかということが、だれにでも何かあると思います。はっきり意識していないかもしれないけれども、世界について根本的にこうだと思っている、あるいは信じているということがある。そしてそういうふうに根本的に思っているということには、だから私はこう生きるんだ、という世界に対する態度が伴っている。そういう場面がスピリチュアルと言われている面です。自分はどういう姿勢で生きようとしているか。それは世界というものをどう理解しているかということと対になっていると思います。

ちょっと面倒くさい言い方をしますが、「世界に対してどういう態度で、どういう姿勢で向かっているか」ということと、「世界をどういうふうに把握しているか、見ているか、理解しているか」ということとが対だという話は、何もそういう大きい場面ではなく、卑近な場面でも私たちはそのような対をいつも持ちながら行動しているんだということを言っているわけです（図1）。

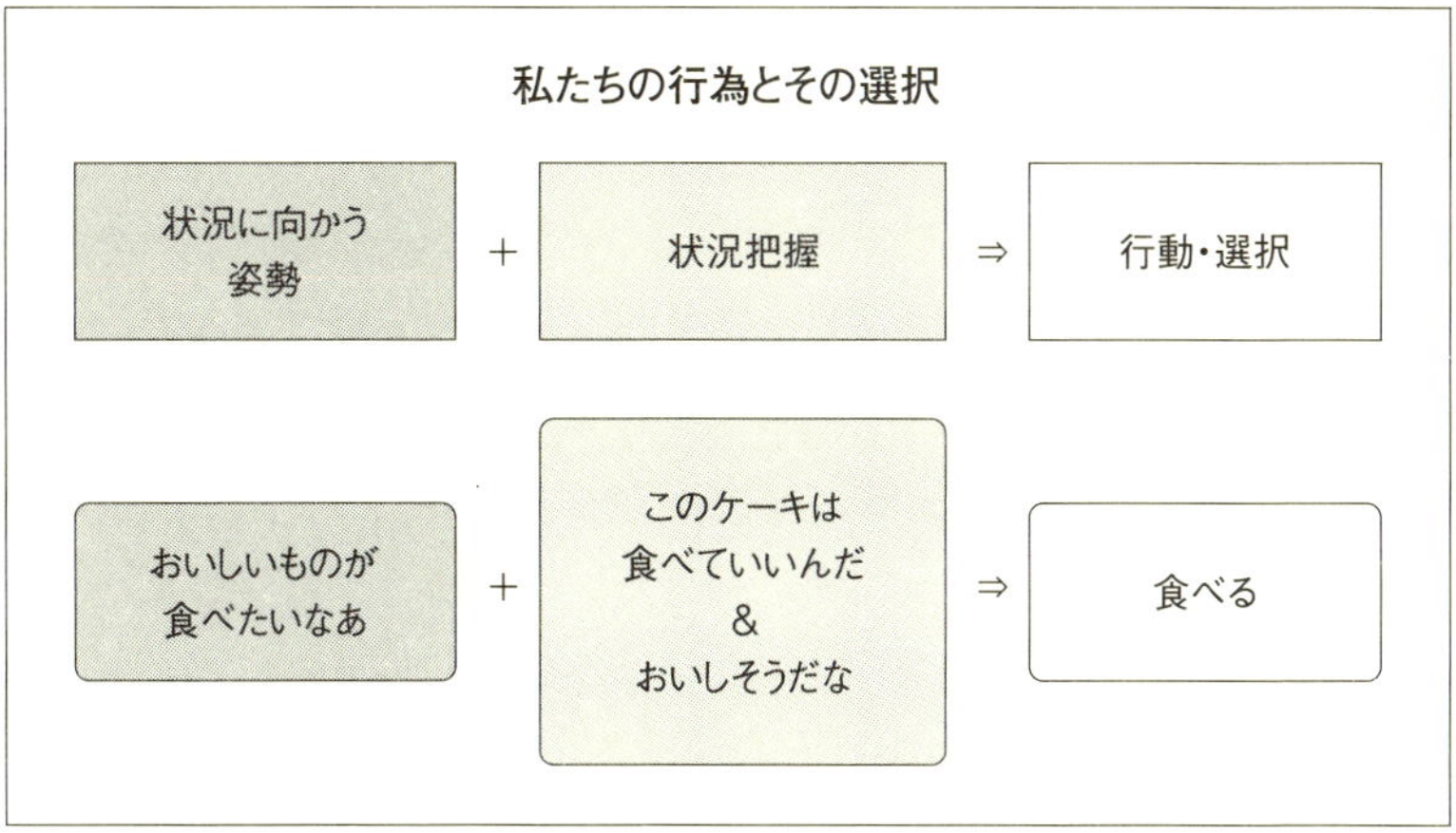
私たちの行為とその選択
状況に向かう
姿勢
＋
状況把握
⇒
行動・選択
おいしいものが
食べたいなあ
＋
このケーキは
食べていいんだ
＆
おいしそうだな
⇒
食べる

図 1

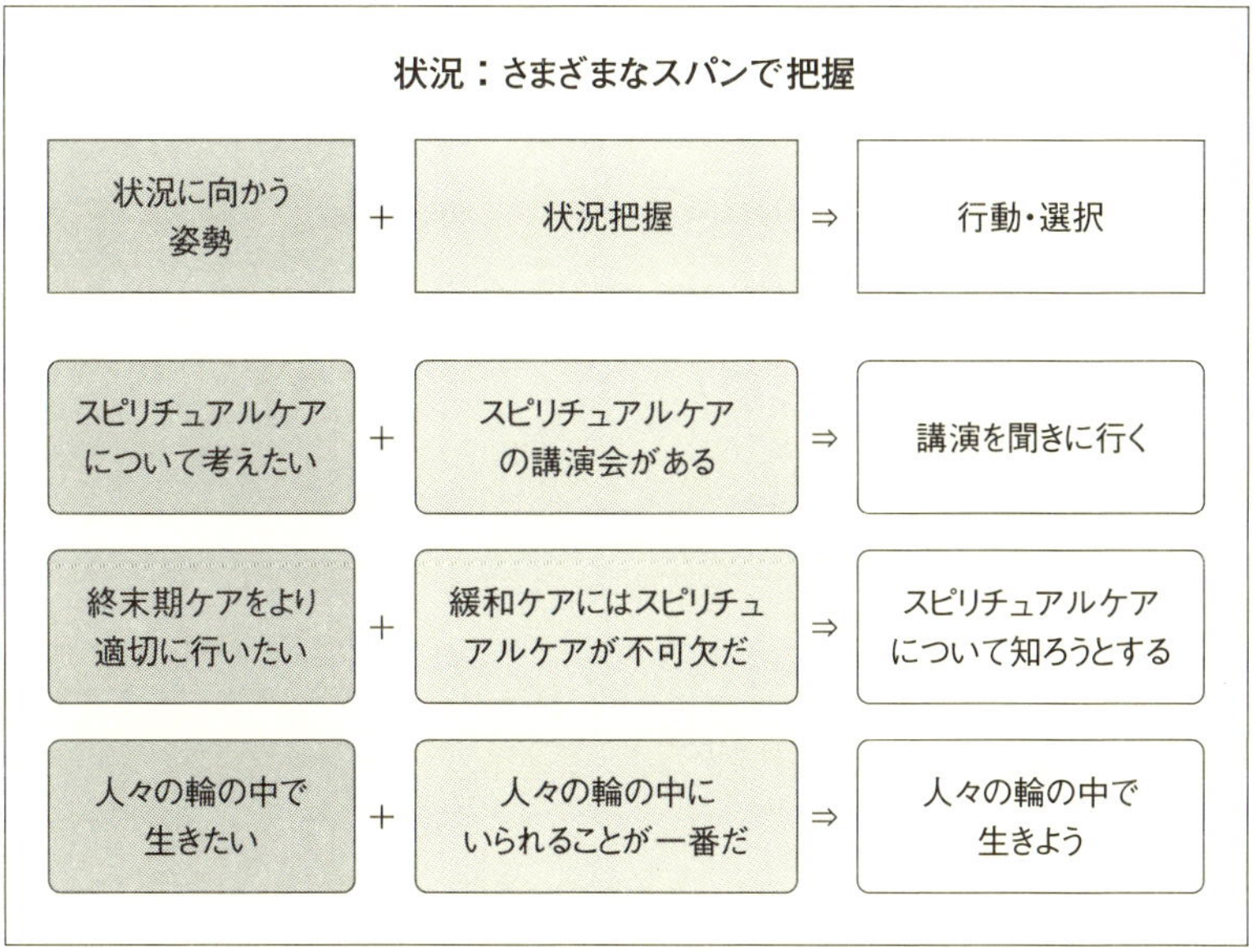
状況：さまざまなスパンで把握
状況に向かう
姿勢
＋
状況把握
⇒
行動・選択
スピリチュアルケア
について考えたい
＋
スピリチュアルケア
の講演会がある
⇒
講演を聞きに行く
終末期ケアをより
適切に行いたい
＋
緩和ケアにはスピリチュ
アルケアが不可欠だ
⇒
スピリチュアルケア
について知ろうとする
人々の輪の中で
生きたい
＋
人々の輪の中に
いられることが一番だ
⇒
人々の輪の中で
生きよう

図 2

例えば、人の家に行ったらケーキを出されて、「どうぞ召し上がれ」と言われた。そうするとそこで私は、「ああ、食べていいんだ」と私の置かれた状況を把握します。これはおいしそうなケーキだと把握します。それは大げさに言えば、世界についてのある一断面について把握しているわけです。そうするとその把握には、「食べたいな」という姿勢が伴うわけです。この「食べたいな」(状況に向かう姿勢)というのと「これは食べていいんだ、おいしそうだな」(状況把握)というのが対になりますと、食べるという私の行動になります。しかしここで「食べると太るよね」という認識がわき起こったとします。大体「食べると太るよね」と思っているときには、「食べたくないな」という姿勢が伴っておりまして、そちらのほうが強くなると食べないという、食べるか食べないかでジレンマが起きたりします。私は大体食べてしまいますけれど。

さてさまざまなスパンで今の対というのは考えられるわけです(図2)。例えば今日皆さんは聖学院でスピリチュアルケアの講演会があるという情報を得て、状況を把握して、それと同時にそういうことについて知りたいとか考えてみたい、聞いてみたいという態度や姿勢がありますと講演を聞きに行くということになります。今日の行動についてはそうですが、皆さんが講演を聞きに行くというところで、例えばこの中に看護師さんがいらっしゃったら終末期ケアをより適切に行いたいというご希望、そういう気持ち、姿勢をお持ちになっていて、緩和ケアにはスピリチュアルケアが不可欠だという状況認識、事実についての認識を持っていらっしゃると、スピリチュアルケアについて自分は勉強したい、いろいろな人の意見を聞きたいという行動が結果するわけです。

さらにもう少し広く考えると、ある人は、自分は人々のネットワークの中で居心地よくいることが一番だという認識を持っていらっしゃる。その方は当然人々の輪の中で、人々のネットワークの中で人々とつながりながら生きていきたいんだ、という姿勢をお持ちになることでしょう。そうすると、人々の中で生きようとするといういろいろな振る舞いや行動になるわけです。

根本的な姿勢と根本的状況把握→《信じる》

私の前に広がっている人生あるいは世界を見て、いま言ったような個別のことではなく、根本的にどのような姿勢を持っており、どのようにこの世界を把握しているか、根本的な姿勢と根本的な状況についての把握の推移が考えられます。

聖学院大学の関係者の方にはそういう方が多いと思いますが、例えば、この世界は創造主である神が支配しているところだ、という把握があります。それこそ、この星がどうしたこうしたと天文学的な知識があったり、地震ではこういう被害があったりという個別の認識があるとして、それを一番広く根本的にとらえたらどうなるか。この世界は創造主である神が支配しているところだととらえておられるとします。そのときに、その方はおそらくその神への信に生きたい、あるいはその神に帰依しつつ生きるのが私の人生だとお考えになるでしょう。

キリスト教のプロテスタント系のカテキズム（信仰問答）でも、例えばカルヴァンだったら、「人生の目的は何ですか」――「神を知ることです」から始まります。まさに「人生の目的は」、ということで人生をどうとらえているかを問題にしています。それに答えて、自分の人生は創造主である神、自分の救済主である神を知る、それが私の姿勢だ、こういうふうにこのカテキズムは言っているのでしょう。神の栄光をあらわすこと、あるいは神を永遠にエンジョイすることだというカテキズムの言い方もあります。まさにそれも神への信に生きる、それが私の根本的な姿勢であり、そして根本的な世界の状況把握であるということです。

そういう方はそのように生きられると思いますが、それはその方にとってのまさにスピリチュアルな領域だと私は理解します。しかしある方は、神や仏が肝心なのではなく、この世界でもっとも大切なのは人々のネットワークである。人々の中にあってこその自分である、と考えているかもしれません。だから私は神や仏は気にしない。気にしないとは言わないかもしれませんが、何よりも人々と一緒に生きること、人々の輪の中で生きることを望む、あるいはそのようにしたいと思う。これはその方の根本的な姿勢であり、根本的な世界についての理解であれば、その人にとってのスピリチュアルな領域はそれである、あるいはその人のスピリチュアルな命というのはそのようなあり方をしていることになるかと思います。

しかしこの世の中に何か霊的な存在者が力を振るっていると思い、例えばテレビで、「あなたのご先祖の霊が苦しんでいるから何とかしなければ浮かばれませんよ」とか、「あなたの肩の凝りや痛みは治りません」とか言われて、そういうふうにしましょうといろいろなことをやる方もいます。しかし、必ずしもその方にとって世界についての根本的な把握の仕方がそういうものだとは限らず、いろいろなことをしようというのがその方の根本的な生き方であるわけではない場合もあると思います。ただ状況を自分に都合のいいようにコントロールしたい。先祖の霊がたたっているというのだったら、何とかそれをなだめて自分の今の状況を脱したい。これは自分が幸せに生きるための手段のように霊的な存在を見ている、あるいは使っているという感じがいたします。

この霊的な存在というのを英語でスピリチュアルなものと言ったとしても、そしてそういう霊的なものが跋扈《ばっこ》するような領域をその人が想定していたとしても、それはその方の生きるということの根本的な姿勢、あるいはその方の生を根本的に方向づけているものでないのであれば、それはここで言うスピリチュアルとは違うだろうと私は理解しています。

私の場合、ある種のキリスト教的な背景があるからこういう見方をしてしまうのかもしれません。しかし、必ずしもキリスト教的でなくても、例えば普通の日本人であっても、何かその方の根本的なこの世界についての理解があり、そしてこの世界で自分はどういう方向で生きようとしているのかということが、はっきりとはしていなくてもあるのではないか。そしてそれが、その方のスピリチュアルな領域であると言える話ではないかと思っています。

この根本的な把握というのは、根本的に世界をこうだと、例えばこの世界は神が創造主であると理解する、そういうふうに把握する私の把握というのは、ただ事実をそういうことなんだとわかっている、ということでしょうか。例えば私はこれがコップだと把握する、わかるわけです。これはボールペンだとわかります。そのように、この世界は創造主がつくられた世界であると知っているのか。ちょっと違うと思うのです。事実だからわかっているじゃないかという知り方ではなく、何かもっと意志的なものがそこにはあると思います。

つまり世界は神がつくられたものだと私は「わかっている」とは言わない、「知っている」とは言わない、でもそのようなものとみなしているわけです。「信じる」と言ってもいいかもしれません。しかしこの信じるというのは、よくわからないけれども、ただ本当だと思うというような甘いものではなく、私はそういうものだとして自分は行動するぞという、行動が、あるいは生き方がと言ったほうがいいかもしれません。そういうものが伴う、姿勢が伴っているわけです。ですからそういう意味で、単に知性的な把握対象、これはコップだとわかるように、この世界は神の被造物だとわかるというよりは、神の被造物だと積極的に私の意志を込めてそのようにみなしているということになると思います。

逆に今度は、そのような神に対して自分はその神のために、あるいは神に向かって生きるのだというふうに自分の姿勢をとるときに、その姿勢というのは単に、そうとるのだというだけではなく、ある種の知的なもの、知性を含んだものであると言えるでしょう。信じるということを、その場面では知性的な要素と意思的な要素、両方を含むような私の根本的な姿勢として見ることができると思うわけです。

そしてキリスト教のようなはっきりした宗教ではなくても、普通の日本的な物の考え方で生きている方も、例えばその方が人の輪こそ大事だということを思っていらっしゃるときにも、知らず知らずそのような根本的な事柄については、わかっているというよりもそういうものだとみなす、そしてそういうものを積極的に信じるというあり方が、よく探してみると見つかるのではないかと思います。(図3)

先ほどルターを勉強していたと言いましたが、ルターの美しい言葉で、よく引用される言葉に「神の愛はその対象を創りだす。人の愛はその対象によって成り立つ」(『ハイデルベルク討論』Diaputa-tio Heidelbergae habita, 1918) という言葉があります。「人の愛はその対象によって成り立つ」というのは、愛するに値する対象が見えて、「ああ、美しいな」「ああ、いいものだな」と思って愛するというのであります。しかし神の愛は、愛するに値する対象があるから、その愛するに値する対象を愛するのではなく、愛するということがあって、対象を愛するにふさわしいものへとつくり上げていく、そういう愛だ。それが「罪びとは美しいが故に愛されるのではなく、愛されるが故に美しいのだ」という言葉です。まさに「美しいが故に愛する」というのは人の愛であって、対象が美しい。美しいものを愛する。当たり前といえば当たり前ですよね。しかしそうではなく罪びとでありますが、その罪びとを愛する。愛することによって、その罪びとを美しくしていく、あるいは罪びとを美しいものとみなしてしまう。それこそ罪を見ないで、それはまったく忘れてしまうぞ、そういう積極的な対象の把握の仕方というのがここに見いだされます。

世界の中にある私の世界認識＝世界への態度

人の「スピリチュアル」と言われる面：現在の自己の生をどういう姿勢で生きようとしているか⇔世界を、全体として、あるいは根本的にどう理解しているか

●私の現在の生を肯定する＝世界の中のこの私を肯定的に把握する
（意志＆認識）（＝尊厳を持って生きる）
—私は誕生から始まり、死に終る物語りの中にいる
—私は人々のネットワークの中で位置を持っている
●根本的な状況把握は、単に知性的なものではなく、意志的なもの
●根本的な状況への姿勢は、単に意志的ではなく、知性的でもある
→《信じる》
●**根本的な状況把握／根本的な状況への姿勢** →《信じる》

次のような信ではない：根拠はないけれど、そうだと思う（知ってるわけではなく、信じている／不確実だが、信じたい…）

—**意志的認識**：能動的に、対象を把握する
—**認識する意志**：対象への把握するという仕方の働きかけ
●「神の愛はその対象を創りだす／人の愛はその対象によって成り立つ……罪びとは美しいが故に愛されるのではなく、愛されるが故に美しい」（ルター）
●私に向かって正義の裁きを下そうと現れてくる神—まさにその厳しい立ち現われにおいて、私を愛する隠れたる神とみなす

図3

このような見方の背景には、ルターの次のような経験があります。彼は修行の中で自らに向かって、裁きの神としてあらわれてくる神を意識して、非常な畏れの中に置かれるわけです。しかしそこでルターが見いだすのは、私に向かってあらわれてきているのは正義の神であり、私に向かって裁きを下そうとしている神である。しかしその神を私は、まさにそこに隠れている、私を愛し、私を何とか助けてくれようとしている神なのだと、故知らず、みなすのです。見えているのは裁きの神だけれども、そこに隠れている、私を愛する神を把握し、信じるわけです。なぜか信じることに彼はなってしまう。自分から進んで信じたわけではないのですが、なぜかそういう信じる信仰というものを彼は持ってしまうというわけです。

そのときに、信というのは対象が信じるに値するものだから信じるというのではなく、まさに見かけは私を責める恐い神様だけれども、実は愛の神だと積極的に、そう見えないもの、隠れたところをそのように見ているわけです。

そういう意味で「信じる」というのは、「知っているわけではないけれども信じています」というレベルの話ではなく、もっと私というものの存在をかけた信、そういうものがルターのように強烈にではないかもしれないけれども、すべての人の中には生の根本のところで、よく見てみると、そんなに強烈ではないにしても、何か自分から積極的に、例えば神ではなくても人々のつながりを信じるとか、こういうものを信じるというものがあり、それがその方のスピリチュアルな面をつくっているのでしょう。

〈スピリチュアル〉な苦悩

しかし、信仰者は別かもしれませんが、普通多くの方はそういうものが表面に出てこないし、自分であまり意識していないと思います。意識していないものが、危機的状況になるとあらわになってくるようです。私がよく聞かされるものに、次のような例があります。

例えば、言ってみればエリートのサラリーマン、企業の中の戦士としてばりばりと働いてきて、部下もいて、人から頼られる、あるいは家族からも頼りになるお父さんとして愛されている、そしてご本人も自分は家族のために、この世の荒波の中で頑張って勝ち抜いてきて、それで家族を守っていくのが私の生きがいだと思っていらっしゃるような立派な方を思い浮かべてください。

そういう方ががんで倒れられる。そしてだんだん弱っていく。いろいろなことをやってみたけれども、そのかいなく衰えていく。そうすると、今まで妻のことも、それから娘や息子のことも自分が保護してきた、自分がリードしてこの家族を守ってきたと思っておられる方が、自分が守られてしまう、自分が世話をされなければならない立場へとなってしまうということがあります。

皆さんの中でもケアに携わっている人は、よくそういうケースに出会うのではないかと思います。そのときにその人が、「こんな状態になってしまったら私はもう生きていても仕方がない」と思う。そして例えば、本当だったら安楽死させてほしいのだけれども、安楽死は日本ではできないだろうから、あと死に至るまでずっと眠らせてくれ、薬で意識がない状態に（セデーション）してくれ、と。

もうこのような人の世話にならなければならない、一方的に妻のあるいは自分のまだ幼い、幼いといっても二十か二十五歳になっているかもしれませんが、そういう子どもたちの世話にならなければならないなんてプライドが許さない。だからもう私は死んだほうがましだ、あるいはそうじゃなかったら最後まで眠らせてくれ、というふうにおっしゃったりするのです。

言ってみれば、そこで、この方の中にある根本的な人生についての考えというのが出てきているというか見えてくる、あるいは意識されるようになるのではないかと思います。その方は「人のために生きることが私にとっての生きがい。人様のために生きる。それは妻だったり子どもだったり、あるいは会社だったり。そしてこの会社の中で自分がこうやることによって会社全体を守り立てるし、部下のことも引き上げている、そういうふうに人のために自分は生きてきた」。まさに強い生き方です。

そういう中で、その方は今まで幸せな人生を送ってきたと思っていた。そして、その方の根本的なものに近い世界の把握の仕方、あるいは世界に対する姿勢のとり方というのは、「人のためになる生き方が人間にとって大事なことである」ということです。だから、逆に弱さ、つまりそういうことができなくなってしまった私というものを肯定できない。その方の苦悩は、その方が、まさに根本的に世界について、あるいは自分の人生、自分の命についての理解の仕方、あるいはどういうふうに生きようとしているかというところがまさに実現できなくなってしまっているところで、なおその世界観というか根本的な姿勢を持ち続けているからではないかと思います。

私がその方に向かって直接言えるかどうかは別として、もしも私の父だったら、あるいは私の息子だったら言えるかもしれません。「人のために生きるというのがいいというのだったら、それはあなたによって、あなたに助けられて生きている、あなたに世話されている人たちはどうなるのか。その世話されている方たちの生き方を、あなたは肯定しているのか肯定していないのか」と。自分は強い側にいる、言ってみれば勝ちゲームですよね。別にそういう状態で生きるというのが勝ちで、人様の世話にならなければならなくなったら負けだとは私自身は思っていませんが、その方から見ると、勝ちゲームをやっている間は喜んで勝ちゲームをやっているわけです。自分がみんなに頼らなければならない、みんなに面倒を見てもらわなければ歩くこともできない、食事をとることもできないとなってしまったとき、負けゲームになったらおりると言っているわけです。

それはまさに、その方がどういう人生がいい人生と思っているかという根本的な把握、価値の問題、あるいはその方の生き方というものの問題がそこであらわになっていると言っていいのではないかと思います。だけど、それをその人に向かって直接言える人は、少ないですよね。私の身内だったら言えるかな。「おまえ、そうだろう」とかね。ここでどういうふうに言うかは皆さんにお任せするのですが……。例えばそういうところで、その方のスピリチュアルな問題というのが浮き彫りになるのではないか思います。

別にキリスト教とか罪とか、私はそういうことを前提にしないで思うのですが、人生というものの中で自分というものを思い上がっている、あるいは勝ちゲームをしている私、それが人生にとって生きがいだ、それこそ生きる価値のある人生だと思っている、そういうものが危機的な状況で挫折していくということがあるのだろうと思います。

トータルペインの一因子としてのスピリチュアルなもの

今の話は少し私の気持ちというものが入っていますが、「スピリチュアルペイン」という用語は非常に考えて使ったほうがいい用語だと私は思っています。これは十年も十五年も前から言っていることです。スピリチュアルペインとは何かというときに、どういうふうにスピリチュアルということを定義するにしても、ケアに当たっている皆さんが、「人間にはスピリチュアルなペインもある」と、そして「スピリチュアルケアが必要だよ」とおっしゃっている場合に、スピリチュアルペインということで何を理解なさっているかということについて注をつけておきます。

日本では多くの方は、人間は体が痛いという体の苦痛だけではなく、心理的な苦痛もあるし、社会の中でのその人の位置というものが崩れていくというような苦痛もある。そういう心理的なペインあるいは社会的なペイン、それと並んでスピリチュアルな面での苦痛、苦悩、つまりスピリチュアルペインもあるという意味で多くの方が使っていらっしゃいます。

しかし、例えばＷＨＯの緩和ケアの一九九〇年の定義がありますが、その中では「スピリチュアルペイン」と言っているかどうかはともかく、もっと違った使い方をしています。埼玉医科大学で緩和ケアを長くなさり、ＷＨＯのそういうものを作成するに携わった武田文和先生がいつもおっしゃっていて、だれも聞いていなかった、私だけ聞いたのかもしれないことですが。つまりスピリチュアルペインとかトータルペインといった場合、痛みというのは、ただ体のどこかに問題が起こって、例えばがんが膨れ上がって神経を刺激して、それがパルスで伝わって痛みになるというだけではない。心理的な因子もある。心理的な因子というと、気持ちがとても楽な、友達と楽しく話ができているとき、あるいはテレビを見て自分の好きなチームを応援していて、そのチームが勝っているときは気分がいいですよね。気分がいいと、普通よりモルヒネの量が少なくて痛みがコントロールできているんです。しかしえらく落ち込んでいるときには、ふだんよりも多くモルヒネが必要になる。

そのようにペイン、身体の痛みというのは、ただ身体のどこそこがこういう状態にある、それだけではなく、それは基本的にあるでしょうけれども、その痛みを強く感じたり弱く感じたりする、専門的には閾値が高いとか低いとか表現しますが、そういう心理的な因子もあるということです。そしてスピリチュアルな因子もある。その流れで言いますと、スピリチュアルペインというときのペインは身体の痛みであって、その身体の痛みを強くしたり弱くしたりする因子として、心理的な因子、社会的な因子、それからスピリチュアルな因子もあるという使い方もあるというわけです。武田先生は、「外国ではそういう使い方をしているのに、日本に入ってくると変なことになる」と常々言っておられました。

実際そういうことについての古典的な権威であるトワイクロス（Robert Twycross）という人はスピリチュアルな要素という話で、ある婦人が非常に強い痛みを感じていたのが、教会の仲間が来て一緒に祈ってくれた、そうしたらその後でその患者が「おかげさまでとても痛みが軽くなりました」とお医者さんに向かって言ったという例を挙げて、スピリチュアルなペインあるいはスピリチュアルな要素、因子の説明をしています。

そしてその場合のトータルペイン、痛みというのは、単に身体的な因子だけではなく心理的、社会的、スピリチュアル、そういう因子から、総合的に痛みというのは結果しているものなので、ただモルヒネの量を増やせばいいというだけのものではない。ほかのものでコントロールしきれなかったらモルヒネの量を増やさなければならないでしょう。けれども、心理的な状態とかスピリチュアルな状態のお世話をすることによってモルヒネの量を低く抑えることもできる。そういう意味で、痛みというのはトータルなその方の状態、いろいろな因子が組み合わさって結果しているものだ。そういう意味でトータルペインという言葉が使われることもあるのです。

しかし体の痛みだけではなく心理的な不安を心理的な痛みと言い、自分の生きる意味とか、そういうものにかかわるような要素をスピリチュアルなペインという言い方も日本では非常に広くなされています。今言ったことは、だからこうしろというのではなく、こういう使い方もあるので、一応頭の中に入れていろいろなものをお考えくださいという注をつけておきたいと思います。これはいろいろなことがあるのです。

余計なことをもう一つだけ言うと、緩和ケアの「緩和」という言葉は、英語ではパリアティブ（palliative）と言いますが、パリアティブという言葉が緩和ケアの「緩和」という意味に使われるようになったのは、そう古いことではありません。一九七〇年代、一九八〇の前半は、例えばシシリー・ソンダース（Cicely Saunders）もパリアティブという言葉を別の意味で使っていました。いま申しましたトワイクロスもそうです。どういう意味で使っていたかというと、治そうというのはキュラティブ（curative）な治療なわけです。キュア（cure）を目指す。それから、その次に、治すこと、完治はできないけれども、がんをなるべく抑える、あるいはコントロールしてなだめて長持ちさせよう。あまり勢いづいて増えないように抗がん剤などで抑える、そういうのをパリアティブと言ったのです。パリアティブができなくなっても、まだ症状コントロールがあるよと。キュラティブ、パリアティブ、シンプトムコントロール（symptom control）、こういう三つの段階を考えていて、パリアティブというのは緩和の意味ではなく、そうやってがんを抑えて長持ちさせようという戦略、やり方です。これはその当時の非常に一般的な使い方です。つまり文献でシシリー・ソンダースもそうだし、トワイクロスという痛みの大家もそうでした。

それからアメリカで一九七三年に、歯医者でサナトロジー財団（The Foundation of Thanatology）という死生学財団をつくり中核になっているような人が、口腔ケアというのは非常に大事だということを『終末期患者——口腔ケア（The Terminal Patient：Oral Care）』という本で唱えています。今では当たり前のこととして、高齢者ケアや終末期ケアでも口腔ケアというのは非常に大事だと言っていますが、一九七〇年代はまだ、イギリスとかアメリカでもそうですが、みんな痛みのコントロールをどうしようかと頑張っていたところでした。そのころにいち早く口腔ケアが終末期医療に大事だということを言っている本があります。

その中でも、まったくシシリー・ソンダースと同じように、治せるものは治すということを目指すキュラティブというのと、何とかがんをなだめて勢いづかせないで長持ちさせるパリアティブ。どちらもだめになったら症状コントロール。症状コントロールしかできなくなったらターミナルだという用語の使い方をしておりました。何か余計なことを言ってしまいました。というように言葉というのは、そのときそのときで皆さん使い分けがありますので、向学のために知っておくということはいいことかもしれません。

〈スピリチュアル〉ケア

人生の物語の書き換えのプロセスを支える

スピリチュアルなケアについては、例えば先ほどの、がんになり弱ってきたエリートサラリーマンに我々はこうしろとは言えないけれども、その方の価値観の変容にかかわることはできるかもしれません。自分は今まで人のために何かを積極的にやれるということが私の存在する価値だと思っていたけれども、そうではないということがわかったと。みんなにそうやって世話をされる側になる、そのことによって私は初めて世話をする側の気持ちだけではなく、世話をされる側の気持ちもわかった。そこで世話をされるというあり方で、自分はこの後、それを自分の生きがいというか、積極的に生きる生き方として受け入れたいと思うとか、そういう気持ちになっていただいたとすれば、それはその方の人生の物語が書き換えられたということになると思います。その人生の物語を書き換えるという営みが、案外、スピリチュアルなケアには必要なのかもしれません。

いつもいつもそうではないかもしれません。例えばディグニティケア（Dignity Care＝尊厳の維持を目的とするケア）を唱えていらっしゃる方は、別にその方に価値観を変えろとかというのではなく、その方がご自分のことを振り返ってごらんになって、自分の人生について「ああ、自分の人生も捨てたもんじゃないな」と、あるいはこういうことを自分の愛する者に言い残していこう、何かそういう積極的なものを、自分の人生を振り返りながら見いだすように、という意図のもとで対話をします。これは私が解釈しているのでまゆつばで聞いていただきたいのですが、そういうものもありますから、必ずしもその方の人生の物語を書き換えなければならないとか見方を変えなければならないということに限ったことではないかもしれませんが、そういうことも必要になるのではないかと思うわけです。

価値観の変容を迫られるということは、終末期ではなくても起こるわけです。例えばオリンピックを目指して一生懸命トレーニング、毎日走り込んできた選手が「あなた骨肉腫ですよ。右足に骨肉腫ができています」と言われて、昔だったら右足切断ということになったとします。今は技術が発達していますからそこまでいかなくても大丈夫ではないかと思います。しかし相当徹底的な手術が必要ですから、例えば一部を人工骨に置き換えるということも必要ですから、走るということ、当然選手になるぐらいに復活するということはまず無理でしょうというようなことを言われる。

その方にとってはまさにその方の人生が、自分がこういうふうに生きようとしてきた、そしてオリンピックを目指して毎日走ることが私の生きがいだった、人生の目標だったというその方の人生が、目の前から取り去られようとしているわけです。自分の命をあがなうためには、その自分が大事にしてきた生きがいであるスポーツを捨てなければならない。自分の右足を、今まだ動けるのに、まだ走れるのにあきらめなければならない。そこであきらめるということは、その方が今まで語ってきたこれまでの物語はともかく、これから先の物語を根本的に書き換え、新しい自分にとってどのように生きるか、何を目指して生きるかということを見いださなければならないということを伴います。

そういう意味で人間には、非常に厳しい病になったときに、まさにその人の人生の物語を書き換えるということを、死が迫っていなくてもしなければならないということが、そういう方々それぞれに起こっているのです。我々の手は及んでいないけれども、その方たちはご自分の中で一生懸命折り合いをつけるべく考えているわけです。

私はＡＬＳ（筋委縮性側索硬化症）の患者さんともおつき合いがありますが、だんだんできることがなくなっていく。どこかで呼吸器をつけるかつけないかを決断しなければならない。そして先行きは、回復ということは現段階では何も言われずに、ただいろいろなところが麻痺していくだけ、そういうことを突きつけられて、ではそこで自分の人生についてどう考えるのか、自分の物語をどう書き直すのか。まさにそれは、その方の根本的な世界をどう把握し、自分の人生をどう把握するかということにかかわることが起こっており、偉いと思いますが、多くの方がそこを切り抜けるわけです。スピリチュアルなケアというのは、そういうところをどうやって周りからサポートしていくかという問題でもあると思います。

「寄り添う」――相手が見ているものを見ようとする

そして、例えば「相手の傍らにある」というようなことをおっしゃったりします。あるいは「寄り添って」と言います。これは別にスピリチュアルケアに限らず「寄り添う」と言います。「寄り添う」とはどういうことでしょう。「寄り添う」というときの姿勢は、横に並んで寄り添うわけです。向き合うというのは、正面で相対します。向き合うというのも人とのコミュニケーションをとる基本的な姿勢ですが、「あなたはちゃんとあの人と向き合ってない」とか「ちゃんと向き合わなければ」などと言われます。きちんとコミュニケーションしなさい。向き合うというのもコミュニケーションの一つの形ではありますが、案外向き合うというのは、相手と一緒とは限らないのです。

うちには猫が三匹おりまして、二階に二匹、昔からのおば様たちがいて、新人のお姉ちゃんが下にいるわけです。この新人が生意気な猫で、毎日二階に武者修行に行っては向き合うんです。向き合うということは、この場合は相撲のにらみ合い、仕切りみたいなものです。時々ギャギャギャーンとかいう声がして、とっとっとっと下へ逃げ帰ってきますが、また二階に行くわけです。だからうちでは猫と猫が向き合っているとけんかするなと見えるわけです。向き合うというのは、必ずしも仲がいいから向き合うわけではなく、けんかするために向き合うということもある。対峙するというわけです。

しかしコミュニケーションのもっと基本的なあり方には、二人で横に並んで同じものを見るというあり方があります。私は、なぜ映画を一緒に見に行くというのがいいんだ、映画なんて一人で見るものではないかと思っていた時期がありましたが、家族が映画を一緒に見にいこうと言う。何で一緒に見に行くんだと。私が映画を見てびっくりしたりはらはらしたり、どきどきしたり、笑ったり泣いたりしている時、私の傍らで同じように一緒に映画を見て、一緒にどきどきして、はらはらしたり泣いたり笑ったりするわけです。だからそこで同じものを見るということによって、こちらが同じ気持ちになるということがあるのではないでしょうか。

「一緒にお茶しよう」とか「一緒に飲もう」。お茶を飲みに行って「私は日本茶」とか言って、片方は全然違う。「私はおすしを食べる」「私はステーキ」とか、そういうことですと、あまり一緒に食べているという気がしないかもしれません。それこそ同じ釜の飯を食う、まさに同じものに与《あずか》るというあり方が、その人間同士のコミュニケーション。同じものを見るというのは、まさに二人の気持ちが一致している証拠かもしれません。

よく音楽のグループなどが解散するときに、昔は同じものを見ていたけれども、最近見るものが違ってきたと言います。離婚の理由でもあります。だから同じものを見るというのは、まさに相手と自分の気持ちが一致している状態をあらわしていて、案外向き合うよりも同じ方向を向くというのは大事なことです。

私が二階に上がっていくと、二階にいるおばさん猫二匹がしばしば私のベッドの上で並んで、こっちを見るんです。そうすると私は「ああ、こいつら仲いいな」と思うわけです。よく遠くから動物がみんなで並んでこっちを見ている。そうすると「ああ、あいつら仲間だな」と思いますよね。向き合っていると「けんかするかもしれない」と思うのに。どうでしょう。だから私たちはそういうふうに考えるようにできている。二人で並んで歩いているというのも、仲がいいとか。寄り添うとか連れ添うというのは、まさに二人で並ぶというあり方をあらわしていると思います。

そしてそのときに、相手が見ているものを見ようとするという姿勢があるのではないでしょうか。相手が見ているものを見ることができるかどうかわかりません。死に直面している患者さんが何をお考えになっているだろう。私も寄り添って見てましたなんて、おこがましくて言えないかもしれない。けれども相手が見ているものを見たいと思う、見ようとすることはできるのではないかと思います。そしてそれがまさに相手にとっては、この人は私のことをわかってくれるとか、私につき合ってくれているということになります。そういうことを思いやることなのではないか。相手の傍らにいることが大事だというときの、その傍らにいるということは、そういう相手が見ているものを一緒に見ようとする、そういう姿勢をあらわしていると理解してはいかがでしょうか。

敬意を持って支える

それからこれはどなたかがおっしゃったことですが、ケアで相手を助けようというのはちょっとおこがましい感じがします。私たちがまだ経験していないことをその方は先に立って経験なさっているわけですから。よく日本でも、死を賭して修行なさっている高僧がいらしたら、信徒たちはその高僧を支えます、お世話をします。でもそれは弱いものを助けてあげようということではありません。自分よりも偉い方が先に立って修行なさっている、それに従う自分たちが何とか支えている、支えてその方がその修行を完成できるようにサポートしているのだ。それが、死を賭して修行中の僧を支える信徒たちの気持ちです。つまり相手を世話するという仕方にも、助けてあげようという上から目線と、相手のほうが先達なんだ、自分はそれを後ろから支えているんだというのは、大分違うのではないでしょうか。

具体的にどうしたらいいのかと言われたら、それはスピリチュアルケアの専門家にお聞きください。私は姿勢、考え方というのは言えるのですが、では具体的にこういう患者さんについてどうしたらいいでしょうかとなったときには、やらないわけではないですが、事例検討会などでみんなで考えます。そのときには私と皆さんとは「さあ、どうしたらいいだろうね」と一緒に悩む、そういう立場であります。

以上でスピリチュアルというテーマの話は一区切りとします。

生物学的生命と物語られるいのち

今日の私の講演の題は「希望・尊厳・スピリチュアル」です。スピリチュアルからさかのぼって、これから尊厳に行く前に命の話をさせていただきます。「生物学的生命」と「物語られるいのち」についてです。生物学というのはバイオロジー（biology）です。命についてのロゴス、論理です。物語られるというほうは、バイオグラフィカル（biographical）、バイオグラフィ（biography）という言葉を訳しているわけです。バイオロジーと同じようにビオス、命について書かれたものという意味合いを持っています。しかしバイオロジカル（biological）なのとバイオグラフィカルなのは、現在の我々の用法では大分違うわけです。

日本語「死ぬ」の二つの用法

まず、死ということをめぐってこんなことを申し上げさせていただきます。日本語の「死ぬ」には二つの使い方があるように思います。

「これはもう死んでいます」と言います。このペンがクワガタムシだとして、動かない。私が子どものころ、近くの公園でとってきたクワガタムシをうれしくていじくりまわして、もっと長生きできたものを死なせてしまったというような経験があります。友達と一緒に「ああ、死んじゃったかな」とか言って突っつきまわしますが、動かない。「ああ、臭い。もうだめだ」とかやったものです。子ども心に、「死ぬ」ということはわかっていました。「死ぬ」ということは、そうやってこれが動かなくなる、さっきまで動いていたのに、もう動かない、動き出さない。そして腐り始めるとか変形が始まるわけです。これについて生きているか死んでいるかということを子どもながらに私は考え、「死んでいる」と言う。これは第一の使い方です。

次に「父はもう死にました」と言うときに、「死んでいます」とは言わないというのが、私が思っていることです。そうではなく、「父はもういません」という意味を込めて、「もう死にました」と言うんですよね。「亡くなりました」「死にました」。つまりそのときの「父」というのは、かつて生きていたときのあの父、ありし日の父を指して「あの父はもはやいないのだ」という意味で「死にました」と言っているように思います。

つまり、これについて生きているか死んでいるかという状態の違いを区別するようなときの使い方と、「もういないよ」という意味がこもるような「死にました」という使い方の違いがあります。例えば「あの都市、バビロンは滅びました」と言えば、もはやバビロンという都市は、遺跡はあるかもしれないけれども、この世界のどこにもないわけです。栄えていたかつてのバビロンを指して、あのバビロンはもはやありませんというので、「滅びました」と言う。そのように「死にました」と言っているわけです。

「身体の死」のほう、先ほど言いましたように、死んでいるか生きているかを判別します。こういうふうに動いていたものが動かなくなるとか、もはや動き出す可能性はないとか、子どものころにクワガタムシについて私は判別していました。高度な医学を駆使するとまでいかなくても、お医者さんは心臓が動いている、動いていない、息をしている、していない、目を見て瞳孔が開いているとか体の様子を見て「ご臨終です」とおっしゃいます。そのときも身体を見て生きているか死んでいるかを判別しているわけです。

「脳死」と言っていいかどうかについての議論は今日はやりませんが、脳死ということを言うときには、脳が動いていたのがもはや動かない、動き出す可能性がない、そして血流がここに入っていってないという形で脳が変形しはじめている、言ってみれば腐り始めている、溶け始めているという意味で変質しはじめている。そういう非常に高度な判定の仕方も、あるいは子どもがやる判定の仕方もありますが、どちらも共通して、動いていたものが動かなくなり、再び動く可能性はなく、そして変質しはじめているということで「死んでいる」ということを確認するわけです。そのときに、人間だったら葬る対象ということになります。

「人格の死」のほう、「もう死にました」というのは、例えばお医者さんが体を診て「ご臨終です」とおっしゃる。そうすると私たち家族は「もうお父さんはいない」と見る。当初は、「目の前に遺体が死んで横たわっている」と言うことができるかもしれません。しかしもう一つの系統の使い方として、「お父さんは、もはやここにはいない。逝ってしまった」、「逝っちゃった」という見方をするわけです。だからここに残っているのはご遺体、残された身体であるわけです。この世にはいないとなると、どこへ逝ったのか。そこで「別世界に逝ってしまった」と言います。日本人はそういう言葉遣いをしていて、信じているかどうかはともかく、お葬式のときなどはご冥福を祈ります。つまり黄泉の世界、死者がいる世界に逝って、そこで幸せでありますようにと言い、あの世に旅立たれたと言い、あるいはキリスト教徒だったら昇天された、神の御許に戻ったという言い方をなさるでしょう。少なくともその方は、ここにはいないわけです。ここに身体はあるけれども、それは遺体であり葬る対象であるとなります。

そうすると死というものについて、身体に目をとめて生きている、死んでいるという話と、その人そのものに目をとめて、その方はもはやいないという言い方と二通りに使い方があるのではないかと言ったわけです。そしていなくなるということの本質は、私とその方の交流がもうできなくなるというところにあるのだろう。だから別れということ、「父はもう死にました。あの人はもういません」と言うときの、そのいないということ、死んだということの実質は、その方との交流がもはやできない、そういう理解が中核にある。身体のほうは、もう動かなくなってしまった、再び動かないよ、そして腐り始めているよというのが死ということの理解の中核になります。人（人格）のほうは、いなくなっちゃった、もう私はその方と話したくても話せない、それが中心にあります。多くの文化では「どこかに逝った」と、それを見るわけです。

泣血哀慟歌《きゅうけつあいどうか》

私が万葉集の話をするのはおこがましいことですが、少しだけお話しします。万葉集の中に「天飛ぶや軽の道は」というので始まる柿本人麻呂の作で、忍ぶ恋、人に隠れて関係している愛人というか恋人が死んでしまうという歌があります（図４）。

その「天飛ぶや軽の道は」の「軽」という所は、私の愛する者の里なので何度も行ってみたい、でも人目が多い、しばしば行ったら人に知られてしまうだろう、それはまずいというので隠れて恋していた。

しかしそこで渡る日の暮れるように、照る月の雲隠れるように愛する者がもみじの葉が落ちるように落ちてしまったと、使いが来てその報告を聞くわけです。そしてどうしたらいいかわからない。「言はむすべせむすべ知らに」。どうしたらいいかわからない。でもその知らせを聞いて、ただぼーっとしているわけにもいかない。そこで私のその思いの「千重の一重も慰もる心もありやと」、つまりその思いに対して慰めてくれるような何かがあるのではないかと思って、私の恋人がいつも出ていた軽の街角に行ってみます。しかし私の愛する者にかかわる声も聞こえない、それから似ている人だっていない。だからその死者からのメッセージのようなものは伝わってこない。

そこで私が言いたいのは、この最後のところです。「すべをなみ妹が名呼びて袖ぞ振りつる」。どうしようもないので、相手の名前を呼んで袖を振った。この袖を振ったというのは、研究書では魂を呼び返すまじないという説もあるようですが、万葉集で袖を振るというと、やはり合図だと思うのです。

泣血哀慟《きゅうけつあいどう》歌

● 柿本朝臣人麻呂、妻が死にし後に泣血哀慟して作る歌二首并せて短歌

天飛ぶや軽の道は我妹子が里にしあれば
ねもころに見まく欲しけど
やまず行かば人目を多み／まねく行かば人知りぬべみ
さね葛後も逢はむと大船の思ひ頼みて
玉かぎる磐垣淵の隠りのみ恋ひつつあるに
渡る日の暮れぬるがごと／照る月の雲隠るごと
沖つ藻の靡きし妹は／黄葉の過ぎて去にきと
玉梓の使ひの言へば
梓弓音に聞きて［一に云ふ　音のみ聞きて］
言はむすべせむすべ知らに／音のみを聞きてありえねば

我が恋ふる千重の一重も慰もる心もありやと
我妹子が止まず出で見し軽の市に我が立ち聞けば
玉だすき畝傍の山に鳴く鳥の声も聞こえず
玉桙の道行く人もひとりだに似てし行かねば
すべをなみ妹が名呼びて袖ぞ振りつる

図 4

「あかねさす……野守は見ずや君が袖振る」。額田王と大海人皇子でしたか、危ない恋ですよね。天皇も一緒に行幸している野原の真ん中で「おーい」と言って袖を振って呼んでいるわけです。おいおい、野守が見ているじゃないか、そういう歌がありますよね。私が万葉集を説明すると下品な説明になってしまいますが、そういうふうに袖を振っているというのは合図をしているわけです。あるいは故郷を離れ、妻のもとを離れて都に旅立つ。山を上っていって袖を振ってみる。自分の愛する者はこれを見てくれているだろうか、見えるだろうか。袖を振るというのは、そういう遠くからの合図であります。

いまこの人は自分の愛する者と別れてしまって、でも交流がしたくてしようがないわけです。でもそういう死者からの声は全然来ないわけです。しようがないから名前を呼んで袖を振る、合図を送っているわけです。相手の名前を呼ぶ、そして袖を振るという形でコミュニケーションの合図を送っている。でももちろん答えは返ってきません。答えは返ってこないけれども、そうせざるをえない。この歌の悲しみの表現というのは、どうしようもないので相手の名前を呼んで、それでも合図を送ってしまった、そこに悲しみが凝縮しているのではないか。これを出すための伏線というか環境づくりが、それまでの歌の内容なのではないかと思っております。

イザナミとイザナギの別れ

もう一つ、いまの体の死と人の死をめぐって、余計かもしれませんがご紹介しますと、古事記の中には古い神様、日本の国をつくったというイザナギ、イザナミの夫婦の神様が出てきます。国づくりの途中で奥さん、イザナミはお産の問題でしたか亡くなってしまい、それで黄泉の国に去ってしまうわけです。イザナギは、まだ国づくりの途中なのに奥さんが亡くなってしまって何とかしたいというので、連れ戻しに黄泉の国に訪ねていきます。そしてその黄泉の国の入り口でイザナミが登場します。「ねえ、帰ってきてくれない」と言うと、「いや、ちょっと遅かったわね。私、もう黄泉の国のものを食べちゃったから帰りにくいのよ。でもちょっと待ってて、相談してくるから。相談している間、入ってきちゃだめよ」とかって言って入っていくわけです。

すみません、万葉集だけではなく古事記も私が解説すると何か漫画っぽくなってしまいますね。古事記には、ここの場面についてはイザナミの姿形の描写は一切なく、声だけです。だから言ってみれば、この神話が成り立つ生活の場、と言うとわかったような気になりますが、この神話の実質というか背景にある日本の文化というのは次のようなことではないかと思います。

イタコとか口寄せ、恐山とか東北地方はあちらこちらにそういう神様がいますが、頼むと死者がイタコの口をかりて語るわけです。でも別に顔形がその死者の顔形になるわけでもない。声だって音の質とか、ああ、これは本当に死んだ兄さんの声だとわかるわけでもない。でも、ただ声だけ。「今わしはこういうところにいるんじゃよ」とかそういうお話がありますよね。これがイザナミのもとを訪ねて会話が成立したということの背景にあるものではないかと思っています。

またさらに入り込んでマニアックなことを言いますが、そう思うことの一つの理由は、ギリシャ神話の世界にもアンダーグラウンドの黄泉の国、ハデスへの旅の物語がいろいろありまして、古事記のこれに似ているところもあるのですが、ギリシャ神話の中ではアンダーグラウンドにいろいろな道があるわけです。こっちの道から入っていったけれども、出てきたらこっちに来てしまった。とんでもない、ギリシャの別のところに出てくる。

イギリス人にこの話を研究している人がいて、あちらでは口寄せとかイタコに当たるものをネクロマンシー（necromancy）、降霊術とかと言うんです。そしてギリシャにはアンダーグラウンド、黄泉の国への入り口が何カ所かある。その入り口で降霊術が行われていたというわけです。ですからギリシャ神話の世界でも、私の感じでは、この入り口からおりていって黄泉の国に行ったということの実質は、その入り口で降霊術をする人にだれそれさんと話したいんだけどと言うと、そのだれそれさんがおりてきて、その人の口をかりて語るという文化が実質にあったのだろう。ギリシャでも黄泉の国の入り口で降霊術が行われていたという文化を一つの比較の対象にしまして、日本でもこれがそうなのだろう、と。実際恐山には地獄めぐりというところもあるわけです。

古事記の次のところで、しかし入るなと言われて、イザナギは入っていってしまうわけです。そこには遺体が横たわっております。右足には○○雷《いかづち》、左足には○○雷、頭には○○雷と、体じゅうおどろおどろしいものがとりついています。そういう表現で、体が無残な変貌を遂げていくということを表現しているのでしょう。つまりここでは人と人との会話の問題ではない、遺体がどうなるかについての描写があります。つまり日本人の死の理解で、この神話のこの部分を読んでいくと、人と人との交流が途絶え、だから黄泉の国に行けば交流は再開するというようなものの考え方と、死ぬということは、その後、身体は滅んでしまうんだということと二つがあります。そしてその二つのことが、私が言う生物学的な生命と物語られるいのちということにかかわっていると言いたいわけです。

私は今日最後に「祈り」について申し上げたいと思います。これはまさに死者に対する、別れてしまって交流ができない相手に対する祈りということとかかわっている、あるいは祈るということの一つのあり方なのではないかと最近は思っています。

二重の視点

医者は身体を診て、がん性の腫瘍がありますとか判定しますし、死についても、脈をとり、息しているかどうかを診、それから瞳孔が開いているかなどを診て判定します。しかし家族は、親しい者は、そのように判定されたときに「ああ、お父さんはもう逝ってしまった。もう会えないんだ」と理解します。つまりそこで、人についての生物学的な生命あるいは身体として見ているのと、まさに人そのものとして見ているという、二つの重なっている見方がある。生物学的な生命というのはみんなそれぞれ別々でありますが、この物語られるいのちは重なり合っています(図5)。

今日、私の人生の物語と皆さんの人生の物語はちょっとだけ重なりましたよね。私がここに話しに来ました。皆さんは聞きに来られました。皆さんの物語のほんのちょっとしたところに、聖学院のどこそこでスピリチュアルケアの話を清水が話したというのが物語の中に加わり、私はここに話しに来

"biological life" ー "biographical life"
生物学的生命　と　物語られるいのち

● **二重の焦点／二重の視線**

Cf. 医師は身体を見て死を判定する／家族は別れを体験する

—生物学的生命は各々独立

—物語られるいのち：私は自分のいのちの物語りを創り・語りつつ生きている—私の物語りは周囲の人の物語りと交叉する—物語られるいのちは**相互に浸透し合っている**

Cf. 人が死ぬということは、単にその人のいのちの問題であるだけでなく、物語りが重なる周囲の人々のいのちに欠けをもたらす。

● **生物学的生命は物語られるいのちの土台**

● **物語られるいのちが生物学的生命の価値の源**

—**治療（療養）方針の決定**に際しては、医学は生物学的生命に注目するが、常に**本人の物語られるいのちを核において考える必要がある**

—「本人にとってできるだけ善いように」：**本人にとって何が善いかは、本人の物語られるいのちのレベルで決まる**

● 「長く生きられるほうがよい」ということすら、物語られるいのちの次元で判断されること。生物学的生命にいくら注目しても、長く生きるほうがよい、ということはでてこない。

● QOL は、まさに物語られるいのちの内容を問題にする指標

「生きることは良いことであり、多くの場合本人の益になる——このように評価するのは、
身体的生命が不可侵の価値をもつからではなく、
本人の**人生が生きがいのある、前向きに生きられる状況である**（＝それなりのQOLが保たれている）**限り、より長く続いたほうが良い**という価値観が私たちの文化において支配的であるからにほかならない。
医療・介護従事者は、このような価値観に基づいて、本人にとって真に益となる途を、個別事例ごとに見極める努力をする。」

● 「生きがいがある／前向きに生きられる」＝物語られるいのちの次元における評価

● QOL　可能性が広がっているほうがよい／私の人生としてどうあるのがよいか

図５

て皆さんに出会い、皆さんに向かって話したというのが加わる。そのようにちょっとだけ重なりました。

親しいもの同士の物語はもっとたくさん重なっています。まさに物語によってつくられている私のいのちというのは、そういう親しいもののいのちとは相当深く浸透し合いくっついているわけです。だからその相手が亡くなるということは、単に一人の人が消えたというだけではない、私の物語のある部分が欠け落ちるという経験でもあります。まさに喪失です。だから親しければ親しいほど、その人がいなくなったというその人の喪失ではないのです、私自身のいのちに欠けができるという感じになる。それは私の物語とその方の物語、いのちが、「物語られるいのち」のほうで重なっているからだろうと申し上げたいわけです。

そして医学とか治療ということで言えば、生物学的な生命というのは物語られるいのちの土台です。私がこんなことを話していられるのも、ちゃんと心臓が動いてくれ、この私の体全体が統合をもって生きてくれているからこそです。この生物学的な生命なしで私の物語られるいのちが云々とかいうことは、少なくともこの世では言えません。しかし物語られるいのちが、この生物学的な生命の価値の源だとも言いたいわけです。何で体が元気なほうがいいのか。私がこの人生を生きる可能性がそれだけ広がるからですよね。だから生物学的な生命自体に価値があるというより、生物学的な生命がちゃんとしてくれているので、私はこうやってその上に乗って人生の可能性が私の前にまだ広がっています。だんだん狭くなってきて先が見えてきていますが、まだまだ。やはり物語られるいのちの可能性ゆえに生物学的な生命は長いほうがいいということになるわけです。

ですから今、終末期医療などである処置をすると、本人は楽になるけれども命が縮まるかもしれないとか、あるいは、口から食べられなくなったら胃瘻《いろう》をつくって人工的に栄養補給するのが当然だというのに対して、本当かな、そうやって人工的に栄養補給をしてその方の体の命は延びるかもしれないけれど、それによってその方の人生はどれだけ広がるの、ただつらいだけの人生が広がるだけではないのか、と問題になります。そのときに何を基準にして良い悪いを考えるか。それは物語られるいのち、人間としての私のいのちのほうを基準にしてでしょう。

尊厳と希望

尊厳と希望の話を一つだけさせていただきます。

死後の世界について皆さんがいろいろとお考えになり、お信じになるのは、それはまったく皆さんの選ばれることであります。少なくとも死生学で希望と言ったときに、それは必ずしも死んだ後の希望ではなく、死に至るまでの時間がどれだけ短い間であったとしても、その最期に至るまで私が前向きに生きられるかどうか、前向きに生きているということが希望を持って生きているということなんだということを申し上げたいと思っていました（図6・7）。

最期まで……　living＝dying

最期まで
- 尊厳をもって
- 自分らしく
- 希望をもって
- 豊かに
- 平和に
- 苦痛なく

生きる

—最期まで生きる ＞ 最期の生は dying でもある

—人々の願い　→　終末期ケアの目標

《尊厳死》はもともと……

—尊厳死 ＜ 尊厳ある死

dying with dignity／death with dignity

—「尊厳」は「死」を形容しているのではなく、死に向かって最後の生を生きている「人」のあり方を記述している

希望とは?

- 自らが何かになる、何かをする、何かが起きることを希望する
- 何かはわからないが、希望がある
- 《希望》は、私の世界／未来へと向かう姿勢

- 「望む」ということ　視線のあり方
  - —視線は水平線より上向き　遠くへの眼差し
  - —視線の先になにもなくてもいい
  - —こうした視線をともなって生に臨む姿勢がポイント

  - —Cf「臨む」　世界に向かう姿勢

図 6

そして、前向きに生きることは、仲間との支え合いにおいてできるようです。「孤独」「孤立」になってしまうと希望――生きる希望が弱まってしまう、ということです。

死に直面した時の希望の在処

●現在の私の前向きの姿勢に《希望》は根差す

—現在の生の瞬間を《生きつつある生》と（進行形で）見る／《生き終わった生》と（完了形で）見る

—完了形の生を土台にして、進行形の生を前向きに一歩踏み出す：前向きの姿勢／前方へと望む眼差し

→死までの時間が短くなるということによっては、希望は減少しない

—「まだまだ」と「そろそろかな」との狭間で

●《希望》（＝前向きの姿勢）は、共に生きる人々の輪の中で支えられる

私たちの《物語られるいのち》の交叉において

—最期まで私の物語りを創り・語りつつ生きようとすること：前向きの姿勢

—だから、周りの人々の物語りとの交叉を通して、私の物語りは支えられて行く

—私が自分では物語りを紡ぎ出す力がなくなっても、親しい者たちが私の物語りをも語り継ぎ、私の物語られる生を支えてくれる

—希望はこのようにして、支えられる

図 7

■おわりに――祈る姿勢

最後に、祈りということについて申し上げたいのです。最初にスピリチュアルということで、信じるということは、何か、それは神様かもしれないし人々のつながりというものを信じるという人もいるかもしれませんが、そういうものについて、こういうふうにわかっているからそうだと思うのではない、自分からわかっていないにしてもそれをそのようなものとしてみなすこと、と申しました。もちろんここにいらっしゃる皆さんの中でキリスト教の信徒さんである、あるいはそういう素養がおありである方は、ヘブライ人への手紙の十一章にある信仰の定義をお考えになればいいかと思います。積極的に対象をそのようにみなすという形でつかむこと。だから意志的な認識だと言いましたが、祈るというのも、まさにそういうものではないかと思います。

言葉の働きというのは、対象を「これはコップです」とか「これは白い色をしています」というふうに記述すると言いました。事実を言いあらわす、書きあらわす。だれかに伝えるためのそういう言葉の使い方もありますが、語るという仕方で働きかけるという言葉の使い方もあります。私がそのことに気づいたのはまさにマルティン・ルターを勉強しているときでした。彼は「聖書のみ」と言います。しかし聖書のみといっても、それをどう理解するかの問題のほうが大事です。その当時のカトリック教会だって、聖書に書いてあることはまさに権威であり、聖書に書いてあるからこうなんだと言っていたわけです。ですから、もちろんそれに教会の教えが加わったとしても、「聖書だ、聖書だ」というだけでは本当のルターの真髄には達しないわけです。

これは現代の聖書論から言ったら問題があるとお考えの方もおられるかもしれません。例えばバルトがどう言った、ブルトマンがどう言ったということを比べればいろいろなことがあるかもしれませんが。ルターが言っているのは、聖書をただ事実について何かを書いてある言葉として読むのではなく、聖書をデータにして何が真実かを考えるのではなく、聖書が読む私に向かって働きかけてくるんだ、聖書という神の言葉は、私に向かって事実がこうなんだと示すものではない。そういう知的なものではなく、知的なものというよりは、私に向かって働きかける言葉なんだと言うわけです。言葉の働きかける力というものを彼は大事にしています。

だから聖書を読むことを通して私の罪が暴かれる。私は自分がどんなに頑張っていいことをしようと思っても、いいことをしようというその思い自体が罪、悪へと向かう思いなんだ、そういう仕方で私が追い詰められる。聖書を読むというときに、その言葉が語るというのは、私を追い詰めるという形、あるいは私に向かってイエスについて語りかける、あるいは私の心のうちに信じるという態度を呼び起こす、そういう仕方で働きかける。と、ルターは言っています。働きかける言葉というのが大事だと彼は主張しているわけですが、まさに語る仕方で働きかける言葉というのを考えます。

例えばまじないというのもそうです。まじないというのは、言葉の形が大事、あるいは言葉を発す

祈る姿勢
●《スピリチュアル》《祈り》は、根本的な姿勢・把握としての《信》と直接つながる。
●《祈る》という意志的認識＝認識する意志／対象を創りだし、肯定的に向かう
●言語の働き　事実を記述する／語る仕方で働きかける
—呪い　ことばや語り方のかたちが大事（「開け､ゴマ!」でなければ相手は動かない／相手を支配しようとする：指令・命令／
—祈り　ことばの意味が大事／相手を支配するのでなく、相手の好意に期待して、依頼する・お願いする
●祈る姿勢で世界（超越者・大地や海・死者たち）に向かう

図8

るときの所作、作法が問題だということです。「開けゴマ！」でなければならないんです。「開け塩」と言っても「開けラクダ」と言っても開かない。「開けゴマ！」という音でなければだめ。まさにまじないです。私の子どもころ「えんがちょ」とかいうのがありましたが、これだって何か我々の所作があって、何かやりながら「えんがちょ」と言うとか、そういう形をとらないと効力を発しない。しかし効力の発し方は、そのまじないの言葉を唱えることによって相手を支配しようとしています。相手の好意、相手が動いてくれることを待ち望むのではなく、こういう言葉で働きかければ相手を動かせると思っているわけです。つまり相手を支配しようとする、いわば命令のような仕方で言葉は投げかけられます。それがまじないというもののあり方です。

祈りはそれに対して「意味」が大切なのです。どういう形かではなく、どういう意味か。特にプロテ

スタントにとってはそうでしょう。意味が大事です。そして相手を支配しようとする。こういう言葉かけをしたら相手が動くという魔法のようなものではなく、相手がその言葉を理解し、その言葉に応じてくれることを期待して依頼する、お願いするという働きかけです。祈るというのは、そのときに祈る相手はそこにはいないでありましょう。先ほどの、愛する者が死んでいなくなってしまった。しかしその者に向かって名前を呼んで合図をせざるを得なかった。そのときに柿本人麻呂が演じている主人公は愛する者に向かって祈っているのだと思います。呼びかけているわけです。そのときに相手はいないけれども相手がいるものとして、自分のコミュニケーションの相手とみなして、そこに祈ることによって対象をつくり上げているのです。(図8)

東日本大震災のあとでいろいろなお坊さんなどがやってきて、大地に向かって、あるいは海に向かってお経を唱えられました。お経自体は、もしかしたら我々一般大衆からしたらまじないのようにわけのわからない言葉かもしれませんが、お坊さんがそれを唱えているときには意味もわかりながらおっしゃっているのでしょう。そのようにしてお経を唱えるということで語りかけていた。そのときに語りかけている相手は、キリスト教のような神様ではないかもしれないけれども、大地だったり、海だったり、あるいはそこに沈んでいる死者だったり、そういうものに向かって語りかけながらつながろうとしているのです。プロテスタントの正当な教義からは、死者たちに向かって祈るということではなく、死者たちを守ってくださっている超越者に向かって祈る、というのが正しい表現かもしれませんが。

　私は、そういうものは気にしないで今話していますので、皆さん、頭の中でそれぞれの信仰に従って皆さんの信仰に合うように翻訳しながら聞いていただければいいと思います。そういうものに向かって祈るときに、私はそのものとのつながりを持とうとする。つながりを持とうとするということは、大地や海とフレンドリーな関係になろうとする、あるいはコミュニケーションを持とうとする。おそらくその祈りという姿勢は、今までのように相手を支配し、征服し、海にしてもあるいは原発にしても、押さえ込もうという形で何かをするという態度には結びつかないでしょう。相手を支配するのではなく、相手の好意に期待し、そして相手とできる限り仲よく、いわばキリスト教的な言葉だったら「和解」して生きていこう、そういう態度を、祈る相手に対して私たちは持っているのではないかと思います。

　死者たちに向かって祈るということによって、もはや交流できない相手なのですが、あたかも交流ができる相手であるかのようにみなし、そのようにして相手をつくり出し、そして死者たちとの輪というかネットワークを保っていこうとする。おそらくご遺族たちは、そのようにして死者たちとのつながりを保ち続けたい。これもまたスピリチュアルな領域に根差した、非常にそれに近いところでなされるその方たちの行為なのではないかと思っております。


（二〇一一年十一月十八日、聖学院大学ヴェリタス館教授会室）

無心とスピリチュアリティ
――日本的なスピリチュアルケアのために

西平　直

はじめに

御紹介いただきましたように、私の父は西平直喜という心理学者です。今日のテーマである「無心」ということも、父からの影響が決定的に大きいのです。

父はひとりで座禅をする人でした。老師さんについてというわけではなく、ひとりで部屋にこもって座布団を折って座る人でした。子どものころ時々私も一緒に座らせてもらっていました。父は、「目を閉じてもいけない、開けていてもいけない」と、最初からわけのわからないことを言うんです。(笑)

そして、「一から十まで数える」。「ひぃーとぉーつぅー」と、つながるように声を出してゆくのですが、なぜ一、二、三と数えないのだろうか、なぜ一つ、二つ、三つを、あんなふうにゆっくり言うのだろうか不思議でした。そして、十まで数えることができると「いいぞ」と言われて、私は部屋から出ていくとき、何かちょっと偉くなったような気がして、それは喜びでした。

私はこうした「やり方」を、父が自分ひとりで勝手にやっていることだろうとずっと思っていました。ですから、かなり大きくなって、大学院生になっていたと思いますけれども、これが「数息観《すそくかん》」という禅の伝統的な行法であると聞いたときには、本当にびっくりしました。

ただある時期から私は、禅の道に進むことはせずにキリスト教の教会に出会って、そこからはキリストの道がいつも目の前にあって、その道との葛藤の中でずっと過ごしています。

そうした私が、「スピリチュアリティ」の問題を「無心」と関連させることになったのは自然な成りゆきであったかもしれません。最後に触れますが、「日本のスピリチュアルケアは無心を経由している」というのが私の理想です。日本語でスピリチュアルケアと言った場合には、一回この「無心」の伝統を経由している、踏まえている、となったならば、すばらしいと思います。

そして、それを世界に向かって発信していったならば、とても大きな意味があることだろうと思っています。私自身はうまくそれを表現できないでいるのですが、このような機会を与えていただきましたので少しお話をしたいと思います。

「無心」という言葉

図1に「無心とケア」と書きました。「課題としての特殊な二重性」。この「特殊な二重性」というのがキーワードです。繰り返し、「特殊な二重性」に戻ります。これがどういう内容かというよりも、これが課題である、なぞである。私たちはその問いの前に連れ出されてしまう、そこからどう考えればいいかは、具体的な一つ一つの場面で考えていかなければならないのだと思います。でもともかくそこが課題、そこを目指すということにして話をしたいと思います。

鈴木大拙《だいせつ》という人とエリック・エリクソン（E.H. Erikson）という人を挙げました。エリクソンのほうから話をします。

エリクソンもケアということ、より正確には、エリクソンの場合は臨床的関係におけるカウンセリングといいますか、もっと言えば精神分析的関係における「特殊な二重性」についていろいろ語ります。

例えばその一つ、「臨床家は逆転移感情を預かっておくことができる」という言い方です。預かっておくとは、「留めておくこともできるし、即座に返すこともできる」、この二重性です。逆転移感情とい

無心とケア――課題としての「特殊な二重性」

- 鈴木大拙　『無心ということ』
  「無心になる時、ものは初めて、その本来の姿を現わす」
- E.H. Erikson　ケアに必要な「特殊な二重性」
  「臨床家は逆転移感情を預かっておくことができる。
  留めておくこともできるし、即座に返すこともできる。」

図1

うのは、簡単に言うと、クライエントに対して臨床家が持つ感情的な表出と考えていいと思います。クライエントと話していて、相手が例えば怒りをこちらに向けてくる、それを預かっておくことができるという意味です。

では、預かっておくとは留めることかというと、そうではない。留めておくこともできるし、すぐさま反応することもできる。今この状況のこの人（クライエント）においては、「嫌だ」とすぐ返したほうが二人の関係にとっていい場合もある。少しこちらが預かっておくほうがいい場合もある。どちらもできる、どちらにも動くことができる。このどちらにもできる状態を、エリクソンは「預かっておく」と言う。「二重性を可能にするポジション」と言ったらいいでしょうか、それを、日本の伝統は「無心」という言葉で語ってきたように思うのです。

もちろん無心という言葉だけではないですが、学生たちと話をしていて一番通じる日本語は、この領域では無心という言葉です。「スピリチュアルなゼロポイント」とか言ってもだめなんです。そうではなくて、やっぱり「無心」と言うと、どこかで通じる。

例えばある学生が書いています。「ピアノを習っていたときのことです。一度だけ発表会でうまくできたと思ったことがありました。無心で弾いていたんだと思います」。ごく自然に出てくる言葉として使っています。

ところがこの無心という言葉は、立ちどまって考えるといろいろ面白い問題が出てきます。例えば、「無心で弾きました。だから失敗しました」というふうには私たちは使わないですね。「無心で弾いていたから失敗しました」とは言わない。ある学生は、無心という言葉を言い訳に使ったら申し訳ないと書いていました。面白い表現だと思います。「無心」というのは、「尊い」というか、尊敬されるべきと、どこかでみんな感じているようです。

余談ですが、中国語でもこの無心という言葉は使われますが、その意味はまさに「言い訳」なのです。日本語で言えば、そんなつもりでやったのではないんだから、わざとではないんだから気にしなくてもいいでしょ、という場合。わざとじゃないよとか、故意ではないですというときに、無心という言葉を使うそうです。発音は「ブーシン」だそうですが。

現代日本語の中にはそのニュアンスがなくなっています。けれども面白いことに、日本語の古語、例えば『源氏物語』に出てくる用語法を見ていくと、無心という言葉は軽蔑語なのです。心ない、情けのわからない、惨めな人、厚かましい、という現代語が近いと思います。何と風情のない人であるか、それが無心という言葉で語られてきた。つまり、「心ある」ことが大切なのであって、その反対の「心ない」は軽蔑すべき、卑下すべき言葉として使われていたのです。

そうなると、この無心という言葉の広がりは随分広いことになります。今でも、現代語の中で軽蔑のニュアンスが少し残っているのは、お金を無心するという用語です。ただ学生たちに話しても、金を無心するというのはほとんど通じません。（笑）きっと実体験としてもないのだろうと思います。

そんなところを切り口にして、先ほどの、「スピリチュアルなゼロポイント」をもう一回日本語の言葉で考えてみたいというのが今日のねらいということになります。

特別な意識としての「無心」

ご存じのとおり、鈴木大拙という先生が初めて英語で禅の思想を海外に伝えました。当然「無心」という言葉についても随分語っています。むしろ中心的に、禅の思想の一番の中心として無心という言葉を語っています。

ところがそのときに無心を英語で何と呼んだかというと、'no-mind'(ノーマインド)なのです。これはかなり挑発的な意味をこめての言葉だったろうと思います。実際多くの誤解を生みました。'no-mind'——心が働かない、頭が働かない。ぽわんとした状態? 随分批判がありました。

それから十数年後に、井筒俊彦という学者が講演をされました。日本ではあまり名前が知られていませんが、世界的なすばらしい学者です。その井筒先生が、鈴木大拙の無心という話を引き継いで行った講演から少し話を紹介したいと思います。

無心は無意識ではない

井筒のこだわりは、無心は無意識ではないという点です。'no-mind' という言葉から、西洋の人たちは心理学で言うところの無意識と理解したようです。それに対して井筒は、違うと言う。無意識ということとは違う。むしろある意味ではかなり意識的である、目覚めているという言い方をします。

そのためにハープの名人をたとえとして話をしています。井筒は言及していませんが、どうやら岡倉天心の『茶の本』の中にこの例が出てくるようです。ですから、本当はハープというよりも中国の琴だと思いますが、琴と言うと日本の琴を想像してしまうと思いますので、そのままハープということにします。(図2)

井筒によれば、ハープの名人は自分が弾いているということを忘れている、忘れているかわりに音楽と一体になっていて、音楽と一体になっている自分のことは、クリアに気づいていると言うのです。知らないうちに、気がついたら終わっていたのではなくて、はっきり自覚的である。そのときに、「気づいている」という言葉を使う。つまり無意識とは違う。音楽と一体になった自分自身を意識しているという言い方をする。

そうすると三段階になります。まず一つ目は、意識的にハープを弾く段階。うまく弾けないのを何とかうまく弾こうとして工夫して弾くということです。

お恥ずかしいのですが、私は一時期ライアーという小さな竪琴を練習していました。全然物になら

ハープの名人の喩え：「無心 no-mind」は無意識とは違う

特殊な二重性——新たな質の「特別な意識」
（井筒俊彦の入門的解説を手がかりに）

- 無心は、自分のことを「忘れている（忘我）」状態ではない。
  ハープの名人は「音楽と一体となった自分自身」を意識している。
- 三段階である。
  ① 演奏している自分を（対象として）意識している。
  ② 自分のことを忘れている。
  ③「音楽と一体となった自分」に気がついている。

※ケアの問題として考えてみる。
① 私が相手を見る（対象論理）。
② 相手と一体になる（忘我）。
③「相手と一体になった自分」に気がついている（特殊な二重性）。

図2

なかったのですが……。音を外しながら、それでも何とか自分がねらっている音が出るように意図的に、ここはこの指、ここはこの指と考えながら弾きます。そのときに、弾いている私とハープは別々です。ハープは向こう側にあり、私はこちら側にあり、場合によっては敵のように感じると言ったらいいでしょうか。何で自分の思いのままにならないのか、何とか意のままにしようと工夫する。そうやって意識しているというのが第一段階。

第二段階、西洋の人たちが無心を無意識と理解したのは、この状態です。忘れている、何も考えない。何も考えないで、気づきもしない状態。

それに対して井筒はもう一段先の第三段階があると言うわけです。音楽と一体になり、楽器と一体になっている自分のことを意識している、気がついている。だから自分が弾いていることをよくわかっている。観客の様子もよくわかっている。わかっていながら音楽と一つになって弾く、それが名人の境地なのだ、そういう言い方をします。

こうした三つの段階を対人関係、ケアの問題として考えてみると次のようになります(図中の※印)。第一段階の「私が相手を見ている」と言ったときには、私と相手は別です。あの人は何を考えているのかわからない、どうやったら知ることができるだろうか、どうやったら心を和ませるだろうかといろいろ工夫しているときには、相手と私は別々である。そして意識的に何とか近づこうとしている。

第二段階は、相手と一体になってしまう、同じ気持ちになってしまう。別の言い方をすれば、巻き込まれてしまうということです。相手の心の動きに巻き込まれてしまう。そのことに気がつくことがない。一緒に波に揺られていると言ったらいいでしょうか。

第三段階は、「相手と一体になった自分に気がついている」。このなぞのような第三段階を「特殊な二重性」と呼びます。つまり第一段階のように、相手が向こうにいて、私がこちらにいて、何とか意識的に操作しようとする意識とは違って、それは一回消えてしまうけれども、あらためて一体になっていることに気がついている、という状態です。

井筒によれば、禅が無心という言葉を使うときには、この第三段階の気がついているという状態である。それは、忘我、何もわからない、ぽわんとしてしまっている状態とは違う。と同時に、意識的になって私と相手を区別してしまうのとも違う、「特殊な二重性である」と言うのですが、しかし簡単には納得できないですね。

特殊な二重性

そこで次に、井筒の言葉に沿いながら、禅の伝統的な言葉を少し紹介して、考えてみたいと思います。（図３）

禅は、今の三つの段階のことを「山は山である」―「山は山でない」―「山は祇《た》だ山である」と言う。禅の本をお読みになった方はお感じだと思いますが、そっけないというか、何の親切みもないというか。あとは自分で考えろとでもいうか、自分で取り組め、とそんな感じです。私は禅の本を読んでもほとんどわかりませんでした。唯一、井筒先生の本によって説き明かしてもらい、初めて少し身近に感じられた、そこをお伝えしたいと思います。

第一段階、「山を見るに是《こ》れ山」とはどういうことかというと、山と川が区別されている段階である。これはあまりに当たり前です。私たちが日常的にやっていることです。山は山として見える、川は川として見える、別々に独立している。

ということは、見ている私と山とは別々である。先ほどのハープでいえば、ハープと私とは別々だと感じている。相手と私とは別々だと感じている。区別がつくから日常生活ができるわけです。区別がつかなくなると少し危ない、酒を飲んで酩酊して区別がつかなくなっていると正常ではないと言います。ということは、正常なということは、区別ができるということです。私は皆さんとは別、こちらに独立している。そのことを禅のテクストは「山を見るに是れ山」と言う。

「山は山である」―「山は山でない」―「山は祇《た》だ山である」

（青原惟信《せいげんいしん》）

①第一段階「山を見るに是《こ》れ山」：山と川が区別されている。

山は山、川は川。別々の実体として独立している。

〈見ている私〉と〈山〉が区別されている。

※〈クライエント〉vs.〈ケアする私〉。「他者」と「私」は個々別々。

②第二段階「山を見るに是れ山にあらず」：区別が消える。

山と川の区別がなくなる。山も川も独立した存在ではない。

区別は人間が後から貼り付けたもの。　cf.唯識思想「遍計所執性《へんげしょしゅうしょう》」。

〈見ている私〉と〈山〉との区別も消えてしまう。

※クライエントと一体になる。「他者」と「自分」の区別がない。

（〈　　〉〈　　〉）。

③第三段階「山を見るに祇《た》だ是れ山」：最後の段階では、再び、区切りが戻る。

特殊な二重性。山は山、川は川。しかし「祇《た》だ *just*」という言葉が付いている。

- 「区切り」は戻るが「固定した実体」は戻らない。不変の本質に固定されない。「自性《じしょう》」を持たない世界（「無自性《むじしょう》」の世界）。

cf.華厳思想の「事事無礙《じじむげ》」「事理無礙《じりむげ》」「縁起」。

- 「見る私」が戻るが、しかし山や川とつながっている。「無自性」の私。「山と一体」でありつつ、「山と一体である自分」を鮮明に意識している。無意識ではない。

※クライエントと一体でありつつ、同時に「一体である自分」を見ている。つながっているが、巻き込まれない。特殊な二重性（「二重の見」）。

文献：井筒俊彦「禅的意識のフィールド構造」（『コスモスとアンチコスモス』岩波書店、および、『東洋哲学』中央公論社、井筒俊彦著作集第九巻、所収）。

図 3

それに対して第二段階は、山を見てももはや山ではない。区別が消えてしまう。山と川の区別がなくなる。山も川も独立した存在ではなくなる。こういう区別というのは、実は人間が後から貼りつけたものである。これは仏教思想、特に大乗仏教の思想が繰り返し語ることです。「唯識《ゆいしき》」という思想の中で「遍計所執性《へんげしょしゅうしょう》」という言葉が語るのはこのことです。つまり世界の本当の姿には何の区別もない、すべてがつながっているのに、人間が区別をつけている。人間が私という言葉によって私を独立させて、先ほどの区別をつけるようになった。世界の本当の姿に触れた人にとっては、世界と私との区別はない。全部が何の区別もなく一つのつながりの中にいる。そこを「空《くう》」と呼んだり「無」と呼んだり、名前はさまざまです。中国の伝統的な思想だと、道と書いて「タオ」と呼ぶこともあろうかと思いますが、ともかく全部がつながっている。それが第二の段階です。

そうすると、これはケアの場面で考えてみれば、いわばクライエントと一体になること。もはや他者と自分との区切りがない、全部つながっている。図3では、〈私〉と〈他者〉と言うとき、普通は〈　〉と〈　〉の間に区切りがある、区切りをつけているわけですが、この全部が一つのまとまり、つながりの中にある――〈　〉〈　〉――このつながりを私が生きているという位相である。だからそのとき、私が考えるなんていうことはもうなくなる。意識するなんていうこともなくなる。その境地のことを、禅のテクストは「山を見るに是れ山にあらず」という言い方をする。

ところがその先がある、第三段階がある。「山を見るに祇《た》だ是れ山」という言い方です。この最後の段階では、もうひとたび区切りが戻ってくる。でも最初に戻ってしまうわけではない。区切りがないということと区切りがあるということを重ねることができるという意味で、特殊な二重性である。

この、「祇だ是れ山」という言い方を英語にするときに、井筒はjustという言い方をします。**“A mountain just as a mountain”**と言う。では一体このjustとは何か。

私の理解では、このなぞは一つの理論として説明されるものではなくて、「その時々、その場において、この特殊な二重性は、こういう形であらわれ出るんだ」と、そのように気づくしかないものだろうと思います。

井筒が英語で欧米の方々に話したのはこういう内容です。区切りは戻るが、固定した実体は戻ってこない。不変の本質に固定されてしまうわけではない。仏教的な用語では、これを「自性《じしょう》を持たない」と言います。この「自性」という言葉もなぞです。

英語にするときにはしようがないので、natureという言葉で井筒は語っていますが、natureで理解できるものではないと思います。むしろ固定してしまう性質とでも考えたらいいかと思います。先ほどのいったん何の区別もなくなった世界に新しい区切りが出てくる。しかしこの区切りは固定しない、固めてしまわない、非常に流動的である。流動的だけれども、やはり区切りに向かおうとしている。

そうすると、例えば図3の〈　〉〈　〉の最初の〈　〉に「私」という言葉が入り、次の〈　〉に相手の方、「クライエント」という言葉が入るとすれば、はっきり分かれてしまうわけではない、けれども巻き込まれているのでもなくて、その意味では非常に流動的、よく言えば自在、自在にこの両方を合わせ持つことができる。

もし仏教思想に詳しい方がおられたら、まさにこの二重性のことを「華厳《けごん》」という思想——華厳経から始まった随分大きな哲学的な体系ですが——では「事事無礙《じじむげ》」と言ってみたり、「事理無礙《じりむげ》」（「理《り》事無礙《じむげ》」）と言ってみたり、そしてその世界のことを「縁起」という言葉で呼んだりします。ですから、関心のある方はぜひこの辺の言葉を手がかりに調べていかれたらこの二重性のことが出てくると思います。

もう少し、細かく申しますと、「事《じ》」という言葉が区切り、区切りがあるということです。「理《り》」という言葉は、区切りがない、すべて一体のということです。ですからこの「理」という言葉が「無」とか「空」とか「道（タオ）」に近いことになります。

そうすると、今こういうふうに区別した上で、華厳の思想というのは事と理の区別がないということを言うのです。だからわけがわからなくなってくる。今まで一生懸命区切りがある、区切りがないという二つの次元に分けて、ようやくわかったつもりになると、まさにこの二つの区切りがつかない、あるとないを区別してはいけない、それが縁起の世界なのだ、すべてがつながっている世界なんだ、と言うわけです。

ご存じかもしれませんが、このあたりの議論が現代物理学の最先端の人たちにはわかりやすいのだそうです。私にはもちろんとてもついていかれないのですが、面白いことだと思います。

これ以上進むとあまりにわけがわからなくなってくるので、少し戻って、「見る私」というところを見ます。第三段階の私は、戻ってくるけれども、山や川とつながっている、世界とのつながりが切れてしまわない。第一段階の「見る私」は、ほかの世界とはっきり区別がある。今の私たちはそうしているわけです。そうしているから混乱しなくてすむ。

それが、いったん区切りがなくなってしまう。なくなってしまった中に、私があらわれることもでき、あらわれないこともできる。「自在」、その両方を兼ね備えている。そのことを「無自性《むじしょう》の私」と言います。先ほどの「自性がない、固めてしまわない私」という意味です。

この問題をカウンセリングの場面、対人関係の場合で考えてみます。クライエントと一体になることを、共感というならば、共感することができる、場合によっては巻き込まれてしまうほど一つの気持ち、一体感を持つ。そういう意味で随分深い関係の中に入っていく、と同時に、そうなっている自分を見ている。深いつながりにあるけれども巻き込まれてしまうわけではない。無意識的に巻き込まれているわけではなくて、どこかで見ている、気がついている。

エリクソンは臨床家にはそのセンスが必要だと言うわけですけれども、どうやら「無心」という言葉と同じ意識状態を「特殊な二重性」と呼んだと、そういうふうに考えることができると思います。

「筆おのずから動く」の境地

知り合いに書をやる方がいて、「筆おのずから動く」ということを語っておられました。正直申しますと、私はそれが悔しくて、そんなことを言われてもわからないと反発しました。私が筆を持っても筆は動いてくれないではないか。やっぱり、先生、あなたが動かしているんでしょうと。

でもその「筆おのずから動く」としか語りえない境地に、不思議ですが、学生たちは拒否反応を示しません。体験しているという言い方が適切かどうかわかりませんが、拒否反応を示すよりも、「あ、それならばわかるような気がする」と言います。多くはスポーツをやっている人たち、あるいは芸術的な体験をしている人たちです。

禅の思想は、まさにそれを日常の生活の中でやろうと言う。だからわかりにくい。

例えば芸術家の話ならば、筆おのずから動くというのは、名人が最高の境地に至ったときにそういうことが起こりうると考えればいいわけです。凡人がいつもそんなことをやるべきだなどとは考えない。長い稽古の末に、あるときそういう瞬間が恵みのように訪れる、というわけです。

ところが、禅の思想はそれを日常生活でやれと言う。顔を洗い、飯を食い、日々歩き、その一つ一つのときに筆おのずから動くの境地を体験する、それを目指すのだと言う。

だから話を聞いているとわけがわからなくなってくる。先ほどの稽古の話でいえば、稽古の最後に訪れることもあるという境地、それを日々やるのだとだけ言って、「あとは知らん、おまえが考えろ」、

「あとは座れ」というのが、私が禅に対して抱いているイメージです。もし禅の方がおられたらごめんなさい。(笑) だからこそ強烈に引かれるところもあります。と同時に、私はそれについていくことができずにいる。私自身は、道場は日々の生活だと思っています。

■「無心」の多様な局面

さて、あらためて話を整理し直します。これまで三段階と語ってきましたが、もう少し丁寧に、五つの局面に分けて見てゆくことにします。

(1)「離れる(消す・停止させる)」——無心に至るまでのベクトル

まず一つ目は「離れる」という局面。これは無心に至るまでのプロセスです。区別の世界から離れていく。例えば「はからいを止《や》める」とか、哲学の西田幾多郎《きたろう》という人は「己《おのれ》を空《むな》しうして物を見る」という言い方をしました。己を無にして、空《くう》にして、物を見ることが大切だ。この空しうすることが大切なんだ、と。

ないしは、能の世阿弥は、「わが心を我にも隠す」と言う。世阿弥については、時間があればもう少し後でお話ししたいと思いますが、舞台の上に立つとどうしたって自分のことを意識してしまう。

何とかうまくやろうという気持ちが起こってくる。そういう自分の心を自分に隠してしまえと言う。舞台人であるがゆえにこの消すというところにすごく神経質です。弟子たちにそのことを強調して伝える。消すことが大切なんだ、と。

では何もなくなってしまえばいいのかというと、それはまだ通過点であると言う。消しなさい、消しなさい、消しなさいと言いながら、消えたが終わりではないのだ、その次があるというふうに話はつながっていく。でも世阿弥の書を読んでいると、やはり繰り返し「消す」とか「離れる」とか「停止させる」という言葉が出てきます。

(2)「生じる」――無心に至りついた時に生じてくる出来事

それに対して二つ目は「生じる」。無心に至りついた時に何か新しい出来事が生じてくる。先ほどの山の話でいえば、「山は山にあらず」が生じてくる。ここを鈴木大拙は「受動性」という言葉で西洋の人たちに伝えようとする。と同時に、これがまた誤解を招く原因にもなりました。でも大拙が伝えようとしたのは、すべてを受け入れるということです。「そのままいただく」。こちらで選んだりしない。こちらで何らかのはからいを持っていると、すべてをいただくことができない。空っぽになっているから初めていただくことができる。その点を繰り返します。

西田哲学は「物となって行う」と言う。ハープと一体になって弾く。物と一体になって行うこと、生きること、それが先ほどの音楽と一体になるという話であり、楽器がおのずから曲を奏でる話であり、「筆おのずから動く」という話になってゆくわけです。

自分で引き起こすのではない。自分で工夫してやるのではなくて、消す、離れるというプロセスが進んでいくと、あるときおのずから、自然とあちらから来る。筆がおのずから動き始める。楽器がおのずから曲を奏で始める。そうしたらそれをすべて受け入れればいい。ありがたくいただけばいい、と言います。

だから鈴木大拙は、「無心ほど楽なことはない」という言い方をする。そうすると、それを聞いた西洋の人たちはますます怪しいと思う。頭を空っぽにしておいてそれが楽でいいと言う。何だ、これは。にせものではないか。そういう批判が随分あったようです。それに対して、そんなふうに誤解されてはもったいないと、井筒は順序立てて伝えようとしたわけです。

この境地は、「その場に生じてくる流れに乗る」というふうに表現できると思います。学生たちが「無心になって」という言葉を使うときには、ほぼこのことを語っています。つまり、もはや私が弾くのではなくて、その場の流れに乗るんだ、と。ジャズのセッションをやる人たちは、「それがうまくいっているときには、アドリブが本当に気持ちいい」と言います。「スコアが見えるようだと。本当に心地よく、何の無理もなく進む」と。まさに「乗る・のっている」という言葉どおりです。

現代の哲学は、それを「共振する間身体性《かんしんたいせい》」という難しい表現で語ります。難しいとは言いましたが、わかってみれば何のこともないですね。体と体が響き合っている、響き合ってしまう。だからジャズのセッションのときに、相手は次はこういうスコア（音の並び）だなと頭が働くわけではなくて、体が自然に乗る。この流れの中だとこう行かざるをえなくなる。そういう意味で、体同士の波動が一致すると言ったらいいでしょうか。

私はこの話をするときにあくびの例を話します。あくびというのは不思議だけれどうつりますね。文字どおり身体の反応としてつながってしまう。ただこの話をすると、それこそ「筆おのずから動く」の境地とあくびを一緒にしてもらっては困ると言われたりします。でも体の位相において波動が一致するという意味では、かなり似ています。世阿弥が何をねらったかといえば、舞台の上で自然にあくびすることです。能舞台というのは、意図的にあくびをするのではなくて、一世一代の舞台の上で自然にあくびができるように日々稽古を積む。逆説に逆説を重ねたようなものです。

あくびの稽古をどうやってやるのかわかりませんが、あくびを稽古しながら、稽古なんかしているのではない状態に自分を持っていくというのでしょうか。そのためには、自分を消す。自分で何とかうまくやろうと思っているこの気持ちから離れていく。離れていったときにおのずから来るものに乗ればいい。もちろん、それまでにはたくさんの稽古があるわけですけれども、最後の時点においては乗ればいい。それが無心の第二の位相だろうと思います。

(3)「新たな心のはたらきが甦《よみがえ》る」——特殊な二重性

三番目が「特殊な二重性」、やっかいな二重性の話です。「新たな心のはたらきが甦る」とは、先ほどの山の話でいえば、「山は祇《た》だ是れ山」という境地。世阿弥によれば「離見の見」。観客と一体になる。しかし没入ではない。自己陶酔でもない。「気がついている」。鈴木大拙は『有心』と『無心』の二重性」という言い方もしています。「我」が消え去って終わりではない。〈新たな「我」〉が生じてくる。でもその「我」はもはや「我ならざる我」である。この辺の話は本当に錯綜します。我が生ずるんだと言った途端に、これは我ならざる我なんだと。けれど我がなかったら本物ではない。でも我が残っていたらまだ本物ではない。いつもひっくり返しながら語ります。でも語ろうとしているのは、この特殊な二重性のこと、とまってはいけないということなのだと思います。とまらないということ。だからこの第三段階が最終地点というわけでもありません。

クライエントとの関係の話でいえば、一体なのだけれど無意識的に巻き込まれるわけではなくて、どこかで気がついている。相手は相手、私は私。でも区別するのではなくて、つながりつつ、でも区別をつけておく、という感覚です。

ちょっと脱線しますが、先ほどの子どものころ父と一緒に坐禅をしていたころの思い出です。父がよく「目は半眼《はんがん》」という言い方をして、これもなぞでした。「目を開《あ》いていてはいけない。でも閉じてはいけない」。しようがないから目をぱちくりぱちくりやるわけです。(笑)

目を開けたり閉じたりすることが求められているわけではないだろうと、子どもながらに思うのだけれど、何を言っているのかわからない。私の記憶では父に聞いたことがないんです。聞いても父も答えられないのではないかとどこかで思っていたのか、わからないですが。(笑)でも何か踏み込んではいけない領域のような、そんな気持ちでした。

禅の中でこういう特殊な二重性の話が出てくると、ああ、「目は半眼」というやつだなと思うのです。開けてはいけない、閉じてはいけない。

手も同じです。結跏趺坐《けっかふざ》で足が組まれて、手は法界定印《ほっかいじょういん》を組みます。そのとき、右手の親指と左手の親指を近づけます。「もっと近づけよ。もっと近づけよ。しかし互いに触れてはいけない」。そう言われると、一生懸命になって（笑）ぴりぴりするわけです。どうやら禅というのは、そういう仕方で日常意識にすっとすき間を入れるのだろうと思います。

三つ目の位相がこの二重性でした。

（4）無心において何かが「顕《あらわ》れる」――「あちら側」の働き

ところが今まで語ってこなかった四つ目の位相があると思います。無心において何かが顕れてくる。「あちら側」が顕れてくる。顕現、啓示、憑依というような言葉で表現されるところです。鈴木大拙ならば、「身をも心をも打ち捨てて、仏の中に投げ入れて、仏の方から働いていただく」。それはキリスト教でいえば、「神の御心《みこころ》のままに」と同じことだというふうに語る。「神が私のうちに顕れてくるように」。それこそ受胎告知を受けるマリアですね、「お言葉どおり、この身に成りますように」。

そこまでわかってみれば、無心というのは人の心の問題ではなく、むしろ仏の働きの問題、神の働きの問題、ないしは精霊の働きの問題、「大いなる命が我が身に顕れ出てくる」、その体験ということになります。

世阿弥だったら、この舞台に怨霊《おんりょう》がおりてきて、シテである一人の役者に乗り移る。乗り移るという表現がいいかどうかわかりませんが、怨霊が顕れ出てくる。それを招き寄せるために何の準備ができるかといえば、無心になることだ。無心になっているとき顕れ出てくる。

とすれば、こうした「顕れ」を強調される方から見れば、今までの話はすべて薄っぺらいことになる。あちら側が働き出るから無心が成り立つのだ。離れようと思うことはすでに仏の慈悲なのだ、顕れなのだ。神が働いていなかったら、どうして求めることができようか。

しかし、私はこうした理解だけが本当の無心だとは言いたくありません。離れていくことも無心。二重性を持つことも無心。筆がおのずから動き出すことも無心。同じように、何者かがあちら側から我が身に顕れ出てくる、この出来事も無心。

臨床家の方々も、ごくまれにですが、クライエントとの関係がうまく流れているとき、「クライエントとの関係が語らせてくれる」と言います。「関係が言葉を語らせてくれる、私に顕れ出てくれる。私の判断ではない。その関係が私をして語っている」というような言い方をします。

ある方は精霊という言葉を使って、「人間のわざではない」と。「何らか、スピリットがその場に働き出して語ってくれる。そこまで来たら大丈夫」とおっしゃる。

そうした言葉に倣って言えば、無心とは「スピリットが一番働きやすい状態」です。「スピリチュアルなゼロポイント」とは何かといえば、スピリットが、仏が、大いなる命が、最も私に顕れ出てきやすいゼロポイントです。そこを日本の伝統は「無心」と呼んできたわけです。

(5) 自在」「平常心是道《びょうじょうしんぜどう》」――日々の暮らしの中の「自在」。

およそこのように四つの局面を見た上で禅の本を読んでいくと、このどれにも当てはまらない、あるいはこの全部をひっくるめて、しかもそれが日々の生活の中でなされるべきだという話が出てきます。それが「自在」という言葉であったり、「平常心是道」です。日々の暮らしの中の自在ということだと言われます。

その視点からすると、無心というのは何ら特別な出来事ではないし、特別な修行も必要なくなります。まして心を否定していくなどということとは正反対です。そうではなくて、日々の暮らしの中に無心があらわれ出てくる、それが大切なのだと。有名な『臨済録』の言葉で言えば、「衣《ころも》を著《じゃく》し、飯《はん》を喫《きっ》し、困《こん》じ来たらば、即《すなわ》ち臥《が》す」。ご飯を食べたり、着物を着たり、疲れたら寝る、それが一番大切なことなのだ、それが無心なのだ。何か特別な修行をするとか、特別な「否定」の後に、名人だけに訪れるわけではない。まして特別な精霊が顕れ出るなどということではなくて、これら全部が飯を食うときに自然にあらわれ出てくる、それが大切なことだ、と言うのです。

せっかく今まで区別してきた話を全部塗りたくってしまうというか、こんな区別なんかしているからわかってないのだというわけです。そうではなくて、大切に飯を食えばいいのだ。大切に「一日お疲れさまでした」と言って寝ればいいのだ。それが無心なんだ、それが禅なんだという言い方をする。

鈴木大拙がよく語るのが『碧巌録《へきがんろく》』に出てくる、「飯ができたぞ、おあがり、おあがり」という一つの故事です（七十四則「金牛飯桶《きんぎゅうはんつう》」）。金牛和尚という方は食事係だったのだそうですが、毎日昼どきになると炊いたかまを持ってきて、呵々大笑《かかたいしょう》（からからと大声で笑う）して「飯ができたぞ。さあ、おあがり、おあがり」と言った。それを三十年続けた。本当にありがたいと思っていたのだろうと鈴木大拙は書いています。

つまり、この金牛和尚は炊きたてのご飯と一体になって踊っている。というよりも、ご飯が和尚を通して踊り出す。毎回の、そのつどそのつどが、ああ、ありがたいという、これが無心なのだ。それ以上の何の理屈も要らないと言って、禅は全部否定していくわけです。

だからすごく変なのです。禅は一方で、あらん限りの理論を使って語りながら、一方で、そんなものは全部要らない、全部捨ててしまえと言う。そのくせ仏教書の中で一番多いのは禅の本です。言葉にしてはいけないと言いながら、一番たくさん言葉にする。本当につき合っていると嫌になってしまう。（笑）どうやら、どちらかに傾いてしまうことを嫌う、警戒するのだと思います。

そして実際、禅の歴史を見ていくと、こういう平常心を大切にするというその名のもとに、堕落していく派が出てきます。何もしないこのままが「仏の心」――「即心是仏《そくしんぜぶつ》」。つまり修行なんか要らない、理論なんか勉強する必要がない。それがいけないのだ。むしろ寝ていればいいのだ。これこそ無心ではないかという言い方で、どんどん堕落する。そうすると原点に戻らなければいけない、やはり否定することが大切だというところに戻る。そうすると厳しくなりすぎて、いや、そうではなくてやはり日々の生活が大切だ。またそうではないという、この繰り返し。〈ありのままの自己肯定〉と〈ありのままではいけない＝徹底的な自己否定〉の両者が、互いに互いを乗り越える仕方で、禅本来の「生命力」を継続しようと努めてきたのが禅の歴史であると思います。

キリスト教の歴史の中にもやはりその両面がありました。浄土真宗の中にもその両方があると思います。どうやら宗教の違いというよりも、人間の持っている二つの「さが」といいますか、どうしてもこだわってしまう、ということです。こだわってしまうから、それを避けるために、常に揺れている、留まらない。そのための工夫であったように思います。

■無心とスピリチュアルケア

最後に、「スピリチュアルケア」ということを考えたいと思います。スピリチュアルケアにおいて「無心」を大切にしたいと思っています。そのときに、今日お話ししたのは、ケアする側の心の置きどころ、ないしは、身の置きどころだったと思います。それを、無心という「ゼロポイント」と申しました。ゼロポイント（心のゼロポイント、身体のゼロポイント）は「そのつど立ち戻る原点」です。

体を使うこと、スポーツ、武道、舞踊などをやっておられる方は「正中線をとる」という言葉を使われますが、それにかなり近いと思います。正中線は、自分の頭から一本すーっと通っています。すーっとまっすぐ入ったこの筋です。体が一番やわらかく動くのは、この正中線がしっかりしているときです。

逆説的です。やわらかくなるのだから中心線なんかないほうが自在ではないかというと、全く逆で、どこか一点動かない、重心であったり、正中線があるからこそ、一番自由な動きになる、一番やわらかく動ける。例えば、短距離スケートの選手です。手と足はさんざん振れるのだけれども、体の中心線が動かない。この一直線はずっとそのままです。中心軸がぶれたら動きにロスが生じてしまいます。

そうしたゼロポイントは、目標として自分の中で自覚されていれば、すでに十分大きな意味を持つと思います。なぜ大きいかというと、「不測の事態に際して」、その時その場にそのつど生じてくる出来事に対して、いつでもこのゼロポイントから立ち向かうことができるためです。偏ったところから出発しなくてすむのです。

日常生活の出来事は不測の事態の連続です。こちらが予期したとおりには起こらず、困ってしまう。そのときに何かこだわりがあったりすると、そこから出発するからどうしても偏ってしまう、自分の全部の力を出すことができない。そうではなくて、ゼロポイントから出発することができれば、そのつど相手の方とのやりとりができるようになる。柔軟に対応できるようになる。その意味でいつもゼロから出発する練習をするのです。

これがおそらく日本の芸道ないしは武道における稽古だと思います。ですから武道や芸道はいつもゼロポイントに返る練習をする。もっと正確には、ゼロポイントから出発し直す、ないしはゼロポイントの中で何ものかが私を通してあらわれ出てくるという形で動く。この動き方を練習するということだと思います。そういう意味で、即興性とか創造性という言葉と深く結びついている出来事だと考えています。

こうしたわけで、「日本のスピリチュアルケアは無心を経由している」、「無心ということをいったん経由した上でスピリチュアルケアを考えようとしている」、そんなふうになったらすばらしいなと思っているわけです。

自分もほぐされながら、相手をほぐす

〔以下、質疑の中で〕

スピリチュアルケアはスピリチュアルペインを癒やす、という言い方がよくされます。スピリチュアルペインというのは、先ほどの話ですと、区別の世界にあることなのだと、私は思います。つまり区別の世界にとどまっていることが我執《がしゅう》を生む。区切りによって私だけが独立して防衛がかたくなる。自分を守らなくてはいけない。

この我執が苦しみの根っこにある。すべてのスピリチュアルペインのもとはこの我執性にあるという理解に、最終的には、私は同意します。同意しますが、現代のさまざまな問題をこの一言で解決するのは無理だと思います。その試みには同意しません。

ということは、最終的にはそうだろうけれども、この問題はもっと丁寧に具体的なところで考えていかなければならない。具体的な話の中で、どこかで区切りをつける傾向を手放していく、それが解決のポイントになるのではないかと思っています。

ややこしいのですが、スピリチュアルケアというのは相手の方の我執性、自分に固まってしまう傾向を溶かすことをお手伝いする試みだろうと思います。でもそれだけだとまだ半分で、その試み自体がケアする側の自分をほぐすことにならなかったらスピリチュアルケアではないのではないかと、私は思っています。

この考え方は随分いろいろな方から批判を受けました。そんなことを言ったらやる人がいなくなってしまいますと。でも私は、人間というか、少なくとも私自身が持っている「この自分を」という思いは怖いと思います。だから相手のためを思って、何とか相手を緩めてあげようとする気持ちが、実は自分の誇りであったり、自分を中心にした発想を強めることになってしまう。それは怖いと思います。ですから、スピリチュアルケアは、同時に自分もほぐされながら相手もほぐしていくことを願うべきであると考えています。

相手の無心を助けることはできるか

カウンセリングの状況の中で、「こちら側の無心はクライエントを無心にするか。私が真に無心になることを学べば相手の心もそれを映し出すのか」という問いは大変苦しいです。この問いの前に何度も打ち砕かれてきました。（笑）私が無心になっていれば相手の方も無心になるのか、むしろ空回りではないか、それどころか逆効果ではないかという問いです。おそらく、ここからはもう理論ではなくて私の開き直りですが、私はそうであってほしいと願います。

正確にはこうです。こちらが無心になっていれば必ず相手も無心になるという保証はどこにもない。ではどうしていたらいいか。どうしようもない。となったらば、私はこれに賭ける。つまり私はそうやって待っている。それが必ずいい結果をもたらすかどうかわからないけれども、これしかないんだからしようがないじゃないか、というのが私の今の気持ちです。

そう言った上で、こちらが無心になるということが本当に相手の無心を助けることになるかという問題は、正確に考えようとすると、かなり精神分析的な、つまり無意識の位相の問題も含んで考えなければならないと思います。無意識が転移してくるとか、そういうところまで考えないと正確に理解できないだろうと思っています。かなり厄介なことになる。

でも、なにより、なかなかこちらが無心になれないですね。せめてそれを目指していようと言うしかない。ある種の決意表明みたいなものです。ですから、それが本当に正しいかと言われると、保証することはできないけれども、しようがない、我が身を実験台としてそれをやってみるということなのです。

（二〇一二年五月十八日、聖学院大学ヴェリタス館教授会室）

第Ⅱ部

スピリチュアルケアと自殺念慮者へのケア

窪寺　俊之

はじめに

今日は、スピリチュアルケアと自死念慮者へのケアについてお話ししたいと思っています。ここには大きな二つのテーマがあります。「スピリチュアルケアとは何か」と「自死念慮者の問題は何か」です。どちらも大きなテーマです。特に、自死者が多くいるという事実は、私たちの心を痛めます。自死の理由は多様です。多くのケースでは苦痛からの逃避が理由です。それだけではなく、自分の名誉のための自死があり、他者を生かすための自ら進んで犠牲的自死を選ぶこともあります。例えば、金子みすゞは我が娘を夫から守るために自死を選んだと考えられます。このようなケースは今回は扱いません。むしろ、ここでは苦痛からの逃避のための自死のケースを扱います。

自死防止の方策はぜひとも見つけ出さなくてはなりません。自死防止の方策には、いろいろな方面からの支援が必要です。現在、充分な支援体制が立ち上がっていません。そこで私たちに求められているのは、自死の問題に真摯に取り組むことだと思います。

最初に次の文章をご紹介したいと思います。

「今日、私たちはもはやかつての時代のように、真理というものを、論議するまでもなくそこにある自明の財産であるかのように扱いうるとは考えていない。私たちが学んできたのは、つぎのことだった。それは、真理が不動のものとして、あらかじめ与えられているのではないこと。むしろ、真理は、それを探求することによって発見しようとする者にたいしてのみ開かれるということである。私たちが真理を、そのあるがままに捉えようと思うなら、私たちの側からも、それをもとめて献身していかねばならない。そのとき、真理は、私たちに向かって近づき、開かれるものとなるのである。真理を探求するものは、その探究のコミュニケーションに開かれていなければならない。彼が真理を発見するのは、他者とともに真理へ向かって出発する場合だけである」(1)。

これはゴットホルト・ミュラーという神学者の言葉ですが、困難な問題に取り組むときの心構えを教えてくれます。

この文章は、「真理は、探求する者にのみ開かれる」と言っています。現代、自死予防を考えることは非常に困難な課題に取り組むことになります。例えば、自殺は悪だと言ったところで、自殺が減るようには思いません。また、経済的保障を整えただけでも自殺者は減らないでしょう。また、自殺しそうな人を精神科医に診てもらったからといって自殺率が下がるとは考えられません。自殺者を救済する方法は、いろいろな問題が絡んでいるので総合的対策が必要でしょう。経済、家庭、教育などを含めた全人的支えが必要です。ミュラーの言葉に従えば、現状は自殺予防の方法が不動のものとして用意されていません。真剣に探すことが必要になります。ミュラーは、ただ、探求することで開かれていくのだと言っているわけです。この言葉を心にとめて今回の講演に進みたいと思います。

自殺をめぐる問題意識

私自身はこのスピリチュアルケアと自殺のテーマについて、以前『自殺予防の基本戦略』という本に論文を書いたことがあります。[2] その論文では、自死予防にスピリチュアルケアの視点は有益だということを書きました。スピリチュアルケアの視点は、いのちを新しい角度から見せてくれるので自死予防に有意義だと書きました。もちろん、それだけが十全な方法などとは考えていません。ただ、スピリチュアルケアという方法も一つの方法として有効だということを明らかにしました。

二〇一〇年の統計[3]によりますと、日本では一年で三万一六九〇人が自死しています。今回の講演は、その論文では十分に触れられなかった心理的狭窄を中心にしながら、自殺予防のためにスピリチュアルケアという視点の意味に触れてみたいと考えています。

統計から見る自死

(1) 自殺の原因

①健康上の問題　一万五八〇二人（四九・八％）、②経済・生活問題　七四三八人（二三・四％）、③家庭問題　四四九七人（一四・一％）、④勤務問題　二五九〇人（八・一七％）

この統計で自死者の半数が病で苦しんでいることがわかります。

(2) 就労環境

①無職者（一万八六七三人、五八・九％）、②被雇用者・勤め人（八五六八人、二七・〇％）、③自営業・家族従事者（二七三八人、八・六％）、④学生・生徒（九二八人、二・九％）

自死者の半数以上が経済的に困っています。

(3) 年齢

①五〇歳代（一八・八％）、②六〇歳代（一八・六％）、③四〇歳代（一六・三％）

この三つの年代では特に差異が見当たりません。しかし、最近の経済的事情から自死者は四〇歳代が多いとも言われています。

(4) 健康問題の内訳

①身体的病気　五〇七五人（三二・一%）、②うつ病　七〇二〇人（四四・四%）、③統合失調症　一三九五人（八・八%）、④アルコール依存症　三二七人（二・〇%）、⑤薬物乱用　四六人（〇・〇%）、⑥その他の精神疾患　一二四二人（七・八%）、⑦身体障害者の悩み　三六六人（二・三%）

自死者の半数近い人が精神的病を持っています。

この統計から、自死の原因は何かをまとめてみます。

①健康上の原因が多く、特に、うつ病の患者に多い

しかし、うつ病を持つ人がすべて自殺するわけではありません。精神的病は自殺の背景的要因の一つですが、自殺の直接的原因ではないということです。

②無職者が約五九%を占めている。無職で経済的基盤を持たない人が決定的に多い

このことから経済的基盤が弱いということは、自殺の背景的要因になっています。

ですから、自死者を減らすためには、精神的病を持つ人や経済的基盤の弱い人を減らすことは政治や文化の問題として大切な問題であります。しかし、現実の日本社会ではそこまで手が回らずに多く

の人が尊い命を自ら断つことになっています。

ここで、背景的要因を除くことができなくても、直接的原因に対処することで自死を減らすことができるのではないか考える必要が出てきます。

直接的原因としての「視点の狭窄」

自殺を研究する心理学者、精神科医はその直接的原因の一つに「心理的狭窄」があると指摘しています。自殺学者エドウィン・S・シュナイドマンは自殺には一〇の共通点があると指摘しています。[4]その一つが心理的「狭窄」(constriction)です。

心理的狭窄

ここで、心理的狭窄とは何かを明らかにしたいと思います。

(1) 心理的視野狭窄とは、周囲の人にしてみればさまざまな解決策が考えられるにもかかわらず、本人は自分の抱えた問題に対して残された唯一の解決策が自殺しかないと思い込むこと。

(2) シュナイドマンは「自殺を、精神病、神経症、パーソナリティ障害だけからとらえては、十分に理解することはできない。多少なりとも、感情や知的機能が一過性に心理的な「狭窄」(constriction)

に陥っているととらえるほうが、より正確に理解できる。狭窄の同義語として、「トンネル化」「焦点化」「狭小化」などがある。この状態に陥ると、いつもなら意識に上るごく普通の選択肢さえ思い浮かばなくなり、極端な二者択一的な思考、すなわち、ある特定のおよそ魔法のように素晴らしい解決策か意識の停止か、全か無か、白か黒かといった考えにとらわれきってしまう。人生における選択の幅がたった二つしかなくなり、極端に持ち札が限られてしまう」と述べています。[5]

(3) 精神科医の磯部潮は次のように述べています。『絶望感』こそ「うつ」の自殺の危険因子であるという精神科医もいます。けれども、どれほど深く絶望していても、数日から一週間ほど経ち、その状況を少しでも違う観点で見られたら、あるいはその状況に対して開き直れたら、自殺の危険性はかなり減弱するでしょう。すなわち「うつ」によって「視野狭窄」がもたらされるときに「自殺」という危険性が高まると私は考えているのです[6]」。

以上のことから、自殺の原因にはうつ病などの精神疾患があると考えられますが、それは背景的原因で、直接的理由は「心理的狭窄」が起きているからだと考えられます。

つまり、自死に至る段階があることがわかります。

① 自死準備状態（うつ病などの精神疾患）
← ② きっかけ（嫌がらせを受ける、失恋する、事業に失敗するなど）
← ③ 心理的狭窄（生きていても仕方がないと考えること）
← ④ 自死行為（自ら生命を絶つこと）

このような段階を踏みながら自死に至ると考えられます。そこで、自死防止を考えるには、心理的狭窄について詳しく明らかにする必要が出てきます。

狭窄の種類

自死に導く心理的狭窄の可能性は一つではありません。この状態は危険な状態ですから、自死予防のために詳しく見てみましょう。ここでは心理的狭窄を五つ取り上げてみます。

(1) 関心事の狭窄

自分の身近なことにしか関心がなくなる。他人のことに無関心、周囲との心理的断絶、自分の苦難や苦しみ、目先のことだけに関心が集まってしまう。それ以外のことに関心が薄れてしまう。また、それ以外のことはどうなってもいいと思えてしまう。

「何を見ても心が感じない」

「何をしても面白くもおかしくもない」

(2) 未来の可能性の狭窄

苦痛がいつまでも続いていくと感じる、未来が暗闇に感じられる。明日という日が信じられなくなってしまう。

「自分は絶対に良くならないと思う」

「仮に治ったとしてそれでどうなるというのだ」

(3) 関係性の狭窄

人との関係が薄くなり絶えてしまう。他人が遠くに感じられ、消えてしまう。孤独感に占領される。一人取り残された感じになる。

「ひとりぼっち」

「自分が死んでも悲しんでくれる人がいない」

「人がどうなっても自分には関係ない」

(4) 自尊心（プライド、自己価値）の低下（狭窄）

自尊心の低下、自己卑下に占領される。無価値感にとらわれる。自分の存在に価値があると信じられなくなり、自暴自棄になる。恥ずかしい、申し訳ないという感覚さえ失ってしまう。

「自分には生きる価値がない」

「だれも俺のことなどに関心がない」

「自分には一つもよい所がない」

(5) 価値観の低下（狭窄）

多様な価値観があると思えない。ただ、すべてのことが無価値に感じられる。

「すべてのことが無意味に感じられる」

「何をしても意味がない」

「生きていても意味がない」

以上述べたように心理的狭窄は、自死以外の道を塞いでしまいます。自死へ追いつめられた状態と言えます。そこで、心理的狭窄と自死予防の関係を考えてみましょう。

自殺防止

次に、心理的狭窄に焦点を当てて、自殺防止を考えたいと思います。自殺防止には短期的対策と長期的対策があります。また、援助方法としては、生活的援助（健康、生活費、仕事、家族関係の改善など）と心理的援助（精神的、宗教的援助）があります。ここでは、次の三つのことを問題にしたいと思います。①狭窄防止、②意識の活性化、③関係性の回復です。それぞれについて少し説明を加えます。

（1）狭窄防止

自死防止の一つの解決策は、すでに触れましたように、自死念慮者の心理的狭窄を防止することです。そのためには、二つのことが考えられます。

まず、一つの事に固着することを防ぐことです。健康、経済、家族、上司など直面している問題だけに関心が集中し固着してしまうことを避けることです。直面する問題からいったん離れることが必要です。そのために、他のことを考えてみます。昔の記憶を思い出すことなどです。例えば、親しい友人と楽しく過ごした時のこと、両親に可愛がってもらった幼い時のこと、一生懸命に仕事に熱中していた時のことを思い出します。また、好きなことを頭に描いて思いめぐらします。

また、身体を動かすために外の風に吹かれてみることなども、直面する問題から一時でも気分を変えることに役立ちます。また、だれかと話すことや自分の回りにあるものに心を注いでみることです。

それによって、気分が変わります。結果的には心理的狭窄を防ぐことができます。

（2）感情や意識の活性化

次は、感情や意識を活性化することが必要になります。特に、プラスの感情や積極的思考を促す必要があります。自死念慮者は、うつ病の方が多いという事実からわかるように、陰鬱な感情や思考に固まっています。そこで感情や思考を活性化するように促す必要があります。

そこで次の二つのことが重要になります。

①喜びや、楽しい、嬉しい、おかしいなどの感情を活性化する

このようなプラスの感情は生きる力を引き出すものです。また、たとえ苦しいことがあっても、大丈夫だという感情を与えてくれます。プラスの感情を喚起することで自死予防になり、困難に立ち向かう力を得ます。

②意識・思考の柔軟化を図る

自死念慮者は二者択一的思考しかしないと指摘されています。思考することが困難な心理的状況になっていると言えます。そこで思考力・考える力を強めることが必要になります。小さいことでも考えてみます。過去の事柄を思い出すこと、現在の身辺に起きていることを考えてみること、また、将来の夢を思うことなどです。このように時間系列で起きたことを考えることを試みます。また、両親、兄弟姉妹、家族、友人、同僚、社会人など人間関係で考えることも一つの方法です。また、好きな食べ物、好きな人、好きな場所、好きなことを並べてみることなどは思考の幅を広める

ことになり自死防止に有益です。考えることは、人間が生命の危機に直面した時に生きる道を求める方法です。

（3）関係性の回復

自死防止には、自死念慮者の関係性の回復が大切になります。自死念慮者が持っている「良いことが一つもない」、「ひとりぼっち」、「自分は生きていても意味がない」という感情から解放されるには、周りの人との関係を再認識することが必要です。周りの人との関係が回復して活性化すると、そこから新しい視点が生まれて自分を見直すことができてきます。ここではその方法には、二つあることを指摘して説明を加えます。

①他者からの働きかけ（ケア、治療）

自分以外の人からの働きかけで関係性を回復する場合です。失われた関係に気づくには、外からの働きかけが必要な場合が多いものです。例えば、精神科医の治療やカウンセリングを受けることも、結局は精神科医やカウンセラーからの働きかけになります。人からの働きかけによって自死念慮者の心が目覚めてきます。この心の目覚めこそが生きるために重要な働きになります。特に、精神科医やカウンセラーの温かい配慮や労りの心は、無感覚になった感覚や無関心になった感情を覚醒させる最大の力になります。自死念慮者の問題の最も深いところには、自分のいのちがだれからも見捨てられているという感情があるからです。

②自己覚醒（自己洞察、気づき）

関係の回復には、人と人との関係があります。しかし、それだけではなしに「自己と自己の関係」の回復があることに注意する必要があります。「自己と自己の関係」は自分の感情や自己意識、自己理解を覚醒させることです。自己洞察や自己内省によって自己の内面に触れることで、「はっと自分に返る」という経験があります。少し静まって自分を見つめ直すことで見失っていた自分に気づきます。自死に至る心理的狭窄を防ぐには、自分に気づくことが必要です。そこで必要なことは、立ち止まって自分を見直すことです。一つの例です。「自死を試みようと首を吊って死のうとした時、振り返った時に幼い我が子の顔が目に浮かびました。父親のいない我が子の哀しみを想像しました。我に返って自死をやめました」。心の声を聞いたのです。

以上、自死の心のメカニズムについてお話ししました。

スピリチュアルケアの視点

次にお話しするのは、スピリチュアルケアについてです。スピリチュアルケアという視点を持つことが自死予防に役立つことをお話ししたいと考えます。はじめに簡単にスピリチュアルケアの歴史から始めます。

スピリチュアリティ（spirituality）の歴史

ここでは非常に簡単にお話しします。私たちはスピリチュアリティとは何かがよくわからないという声を聞きます。スピリチュアリティを非常に簡単に説明しますと、ここでは宗教心と言っておきます。後で、再度、スピリチュアリティとは何かをお話しします。

宗教を生み出す源泉

実は、宗教心は人類の最初からあったことが、古代の遺跡から明らかです。例えば、古代文明の発祥地のエジプト、メソポタミア、中国には、宗教形態をとる以前の宗教心をあらわした遺跡が残っています。これらの遺跡には、祭壇の跡が見つかったり、神を礼拝する人々の絵や、埋葬の跡が残っています。これらのものは、人類の最初から人々の心に宗教心があったことを示すものです。これらの宗教心が徐々に宗教形態を形づくり、儀式や教えを生み出したと考えられます。

これらの宗教心を現代的用語では、スピリチュアリティと呼んでいるように思います。スピリチュアリティの一つのあらわれとして宗教が生まれたと言えます。スピリチュアリティは宗教を生み出す源泉になっています。宗教以外の現象としては、迷信、占い、祈り、音楽、絵画などもスピリチュアリティの表現です。(7) また、人は自然の中にスピリチュアルなものを看て取る能力を持っているとも言えます。自然の中に神秘的力を感じたり、偉大な力を感じることができるのも人間がスピリチュアルな能力を持っているからと言えます。人間はスピリチュアルな存在です。

スピリチュアルな経験を求める人々

スピリチュアルな世界の神秘的体験や生命感を求める人たちがいます。有名な人にはイグナチオ・デ・ロヨラ（**Ignacio Lopez de Loyola, 1491-1556**）などがいます。ロヨラは霊性を養う『霊操』という書物を著して霊的生活の大切さを語った人です。このような動きは歴史の中では繰り返し起きてきましたが、一九七〇年ごろにはニューエイジの出現と言われて、若い人たちが霊的体験を求めて社会現象にもなりました。このようにスピリチュアルな体験を通じて神秘的能力を得たり、神的体験の内に真理を求めようとする人々があらわれています。このようなスピリチュアルな体験を求めること自体が人間の本質であると考えられます。スピリチュアルな体験は知性、理性、合理性を越えた出来事の中での驚きや畏敬、至福感、感激などの体験を与えます。日常生活でだれもがこのような体験を一、二度したことがあるでしょう。特に生命の危険に直面した時、突然、新しい考えが浮かんだり、天の窓が開けて先が見える経験をします。すべての人はスピリチュアルな存在だと言えます。アインシュタインが自分は宗教的ではないが、スピリチュアルな人間だと言った、と言われています。それは、既成の宗教には入っていないが、霊的なことに関心を持っている人間だという意味です。

スピリチュアルケアへの動き

このようにすべての人がスピリチュアルな存在であり、スピリチュアルな体験には生きる力や将来への希望を与える力があるならば、生命の危機にある終末期がん患者へのケアに活かせないかと考えた人がいます。それがホスピスの創設にかかわった英国のシシリー・ソンダース（Cicely Saunders）医師です。ソンダース医師はホスピスでスピリチュアルケアを重視しました。

現在、スピリチュアルケアへの関心は拡大傾向にあります。医療、看護、介護、そして教育の領域へと。疾患治療、身体的看護、知識教育での限界を感じて、人間の本質に迫るスピリチュアルケア（魂へのケア）の必要に気づき始めています。

私は、自死念慮を持つ人へのケアにもスピリチュアルケアが活かせると考えています。

スピリチュアルケアとは、自死念慮者のスピリチュアリティを支える援助と定義できます。ここでのスピリチュアリティは、魂、精神の核になるもの、人生を意味づけるもの、アイデンティティを支えるものです。次にスピリチュアリティについて言語的解釈を加えてみましょう。

スピリチュアリティの特徴

スピリチュアリティとは何か。ここでは言語的解釈を述べることにいたします。まずスピリチュアリティ spirituality の語幹は spirit です。spirit はラテン語の spiritus から来た言葉で「風、息」を意味しています。また、「風、息」を意味するルーアハ（ヘブライ語）、プニューマ（ギリシャ語）とも関係があります。このことからわかるのは、スピリット（spirit）は風や息を示す言葉で、スピリチュアリティ（spirituality）には目に見えない霊性、精神性、内面性という訳語が出てきます。

スピリチュアリティ（spirituality）を霊性と訳すことから、神秘性、宗教性を示すこともあり、「理性的理解を超える、理性では把握不可能な」もので、かつ「生きる」ことを支えるものを示すことになります。スピリチュアリティを心の機能と理解して、危機に直面した時の心の支えとなるものを求める自己保存の機能と理解しています。[8] このような神秘的なものを示すところから、さらに、スピリチュアリティの構造が見えてきます。

スピリチュアリティが神秘的なものを示すことで、超越的なもの（神仏など）との関係が生まれて、人間の垂直的関係が生まれてきます。神仏が神秘的対象であるのでスピリチュアリティも神秘的です。神秘的対象が問題になります。私はスピリチュアリティの構造は「超越的他者」と「究極的自己」の二極でできていると考えています。[9] この二つの間に「わたし」という存在があります。超越的他者との関係は自分の外に神仏との関係を持つことです。また、究極的自己との関係は、自分の内側に本当の自分を見いだすことで新しい関係を見つけます。このスピリチュアリティが活動することで、「人生の土台を発見」し、「人生の意味を発見」します。

このスピリチュアリティの機能は、見失っていた人生の土台や人生の意味を再発見することになりますから、機能は「癒やし」ということになります。「癒やし」は、いろいろな意味で使われます。例えば、健康の回復、人生の意味の再発見、人間関係の回復、喪失した自尊心の回復、自己洞察などです。

以上のことから、スピリチアリティと自死念慮者の関係が見えてきます。スピリチュアリティの機能は超越的存在との関係で自分を見直すことです。スピリチュアルな存在を意識することで、狭窄していた思考や関係性に「窓」を開けることになります。閉じていた「窓」が開くことで新しい光を受けて自分自身を見直すことができます。すでに見ましたように自死念慮者にはいろいろな自死の理由があるでしょう。健康上の理由、経済的理由、人間関係上の理由で行き詰まって、結果的に感情は鈍感になり、思考は二者択一的思考になります。超越的世界への窓が開くことで新しい光が射してきて、自分を見直すきっかけになるのです。失っていた生きる道（可能性）に気づくかもしれません。このようにスピリチュアルケアの視点から生きる道を考えると一つの防止策が考えられるわけです。

次に、新しい窓を開けるための方策について考えてみましょう。

スピリチュアルケアの特徴

スピリチュアルケアの基本は次のようなものだと考えています。

(1) 寄り添い型志向

寄り添い型志向というのは、問題解決型志向ではないということです。問題解決型志向は、自死をくい止めようとします。自死予防を最優先課題とします。何でもかんでも自死を防ごうとしてしまい、自死念慮者の気持ちや状況に目をとめることがなくなってしまいます。すると自死念慮者の本当の気持ちを理解できないままに自死予防だけを求めて焦ってしまいます。寄り添い型志向は問題解決はいったん横に置いてゆっくりと自死念慮者に付き添って、信頼関係をつくります。この信頼関係ができ上がると、自死を考えていた人も心を開きやすくなります。時間をかけて寄り添っていることが新しい展開に結びつく防止策になります。

（2）人へのケア

スピリチュアルケアは、人へのケアです。それは自殺防止をいったん脇に置いて、悩む人自身に関心を寄せることになります。自死されては困りますが、まずは、自死念慮を持つ人自身に焦点を当ててかかわります。人は非常に複雑ですし、悩みも他人には到底理解できない深さと広さを持っています。そこで自死念慮者に寄り添って、心の苦痛を理解するように努めるしかありません。ケアする人は、自死念慮者の苦痛の深さや強さを、ケアする人の実感として理解します。共感の大切さです。

（3）心の動き方に焦点

自死念慮者の心は、狭窄しているために一つの事に固着したり、二者択一的になったりしています。その心の動き方（生き方、問題との向き合い方）に焦点を当てることで、自死念慮者の問題点が見えてきます。自死念慮者は問題に直面して壁にぶつかっていないか。あるいは立ち止まっていないか。片寄った仕方で出口を探していないか。また、駄目だと思い込んでいないか。自死念慮者の心の動き方を明らかにする必要があります。それがわかるとケアの仕方が見えてきます。スピリチュアルケアはどのような状態にも必ず出口があると信じることです。問題との向き合い方を変えることで道が開かれてきます。スピリチュアルな考え方は、水平的思考だけではなしに、垂直的思考法を持つことです。垂直的思考法は自死念慮者の心に新しい窓を見つける方法です。

（4）信頼関係の形成

スピリチュアルケアで重要なことは、信頼ということです。スピリチュアルな事柄は五官ではとらえられません。五感でとらえられないスピリチュアルなことは「信じる」ことです。超越的なものを信じることから始まって、他人や自分を信じることへと進みます。信頼関係を形成できれば人は生きることができます。そこに自死予防が生まれてきます。自死予防は信頼関係の結果として起きます。この点がスピリチュアルケアの特徴の一つです。

スピリチュアルケアの効果

さて、今回の講演の目的は、「スピリチュアルケアと自殺念慮者へのケア」でした。今まで見てきたように、自死の直接的原因は心理的狭窄にあること、スピリチュアルな視点で狭窄した心に窓が開くことが自死予防になることを検討してきました。苦痛へのスピリチュアルな視点は人生への新しい可能性をつくります。最後に、自死予防に役立つスピリチュアルケアの結果を述べてみます。大きく三つのことが期待されます。

（1）心理的狭窄からの解放

心理的狭窄には、すでに見たようにいくつもの種類があります。そしてそれぞれの狭窄の解放にも種類があります。ここで扱うのは次の四つです。①自己執着からの解放、②固定観念からの解放、③既成概念からの解放、④視野の拡大です。それぞれについて説明を加えます。

① 自己執着からの解放

自己執着は心理的狭窄の最大の原因です。スピリチュアルケアは自分だけの事に心がとらえられている状態から、広い視点から自分を見直すことを可能にします。もっと面白い、楽しい、開放的世界のあることに気づきます。

② 固定観念からの解放

固定観念は決めつけられた考え方です。病気になったら終わりだと決めつけないことです。仕事を解雇されたら終わりだと結論づけないことです。スピリチュアルケアは病気も解雇も、別の視点から眺めさせてくれます。垂直の関係の中で見ると、病気を通じて人の愛、親切、思いやりの大切さに気づきます。解雇されたことで仕事に溺れていた自分に気づき、価値観を変えることもあります。固定観念は人を縛り拘束しています。

③ 既成概念からの解放

既成概念からの解放とは、既成の価値観や思考方法からの解放です。自分は駄目な人間だと思い込んでいる考え方を変えて、自分にも良い点があることに気づくことです。人は自分のことに無関心だという考えを変えて、捨てる人もいるが拾う人もいることに気づくことです。新しい見方が窓口になって生きる道が開かれてきます。

④　視野の拡大

スピリチュアルケアの視点は目に見えない存在を信じることです。このような見方は視野を大きく拡大します。一つの考え方しかできなかったところに、新しい窓が開かれることで視野が広がり、新しい生きる道が開かれます。「駄目だ」と諦めていたけれども、新しい窓が開かれることで、心が動かされて生きようと決心します。

(2) 自己、他者、世界、未来の認識の回復

心理的狭窄から解放されると、自分が家族、友人、社会とつながっていると気づきます。見捨てられたのではなく、むしろ、周りの人たちが自分を見ていたことや、自分のことを心配していてくれたことに気づきます。それだけではなく、多くの人たちに支えられていることにも気づきます。食べる物、着る物からはじめて、生活必需品すべてが人の労働によって与えられていることに気づきます。孤独感や孤立感から解放されて、生活を支えてくれている人との関係に気づいていきます。このような気づきが人生への見方を変え生きる意味や目的を与えてくれます。

（3）信じる能力の回復（自分、他者、超越者、運命、いのち、未来、明日などを信じる）

自死念慮を持つ人は心の狭窄が生まれ、生きる道が塞がれている状態です。心理的狭窄によって固定観念に縛られて自死への道しかないと思い込んでしまいます。このような心理状況は健全な信じる能力を失った状態でもあります。生きる多様な道があることが信じられないのです。スピリチュアルケアがもたらす成果は信じる能力を回復することです。つまり、生きる多様な道があることを信じる能力を回復することです。信じる能力の回復にはステップがあります。次に三つのステップについて述べてみましょう。

①　見えないもの（超越的他者、究極的自己）の力を信じる

スピリチュアルケアは信頼関係を大切にします。ケアする者は具体的ケアでは寄り添うことを大切にしますが、その際、自死念慮者を信じて寄り添います。特に自死念慮者の中に生きたいという願望があること、また生きる力があることを信じます。その信じる行為が、自死念慮者に伝わり、自死念慮者から信じる力を引き出します。ケアする者への信頼が生まれ、さらに自分への信頼が生まれ、人生への信頼が生まれていきます。

②　古い固定観念を捨てる

自分が信じられていると気づくと、安心して心を開き始めます。すると、見えなかったものが見えるようになり、新しい可能性が見つかります。今まで持っていた固定観念や価値観だけがすべてでは

ないことに気づくことが重要です。この古い固定観念を見直す機会が生まれ、そこから解放されると、別の考え方をすることにつながっていきます。スピリチュアルな視点という新しい窓から見ることで新しい生きる道が見つかるのです。

③　未来への希望

自死の最大の問題は希望が持てないことです。失望が絶望につながり、狭窄して自死に至ります。スピリチュアルケアは垂直の窓が開かれることで未来が開かれます。そこに希望が生まれてきます。自分の力ではない上からの力が与えられてきます。スピリチュアルケアは希望へのケアでもあります。

むすび

(1) 自殺者の増加傾向は、社会に重い課題を与えています。自死者、遺族の悲しみを思うと解決方法を見いだす必要に強く迫られます。自死者だけの問題ではなく、私たち自身が変わらなくてはならない問題を投げかけています。自死者の生活と私たちの生活が同じ基盤にのっており、その基盤に私たちがかかわっているからです。

(2) 今まで述べてきましたように、自死は健康、経済、家庭、人生観など複雑な要因が絡まって起きるものです。スピリチュアルケアが自殺予防の決定的解決法にはならないかもしれません。確かに、健康、経済、家庭の問題の解決が優先されるべきかもしれない。しかし、スピリチュアルな方面からの援助も自死予防には大きな力になることも留意すべきです。

(3) 社会が多忙、成果主義、競争社会になると、自己を見つめる機会はなくなります。また、競争に負けたものは生き場所を失っています。その時、スピリチュアルな視点から自己を見直すことが必要になります。スピリチュアルな視点は、人間を超えたものへの窓を持つことです。目に見えない超越的存在である神仏や自然の摂理に「いのちの根源」を見るのです。それには、スピリチュアルな感性が必要になります。

(4) スピリチュアルケアの視点から自死を見ると、現代社会の物質主義、競争的社会に多くの問題があることに気づきます。「いのち」を一つの価値観や狭い視点からしか見ていません。スピリチュアルな視点は垂直の窓から自分をとらえることで、それは超越的視点から「自分のいのち」を見直すことになります。天からの光が射してきて、人の魂を癒やし(回復させ)、自己の存在の意味を見いだすのです。

(5) スピリチュアルケアに関心を持つことは、「いのちとは何か」、「生きるとは何か」、「絆とは何か」

を問い直すことでもあります。宗教という枠を越えて、超越的視点から人間の生き方を問うことでもあります。「自分のいのち」という自己の所有物のような理解は間違いです。スピリチュアルな理解では、いのちは宇宙的広さ、永遠的長さ、人類的関係性の中でとらえるものです。このようないのちのとらえ方は自死予防になると考えます。スピリチュアルケアはそのような視点から自死念慮者にかかわるケアです。

【参考】

独立行政法人 国立精神・神経医療研究センター 精神保健研究所 自殺予防総合対策センター
〒187―8553 東京都小平市小川東町4―1―1 電話：042―341―2712
FAX：042―346―1884 **E-mail : ikiru@ncnp.go.jp**
受付時間：（平日）9時～17時

注

（1）G・ミュラー『現代人にとってキリスト教信仰とは何か』宮田光雄訳、新地書房、一九八四年、二五頁。**Gotthold Müller** は、一九三〇年生まれ、ヴュルツブルク大学の福音主義神学講座教授。この本は訳者の宮田光雄がミュラーの書物の中から日本人の読者のために選んで翻訳出版したものである。

（2）窪寺俊之「スピリチュアルケア」張賢徳責任編集『自殺予防の基本戦略』中山書店、二〇一一年二月、一四一―一四七頁。

（3）「平成二二年中における自殺の概要資料」　警察庁生活安全局生活安全企画課、二〇一一年三月。〈http : //www.npa.go.jp/safetylife/seianki/H22jisatsunogaiyou.pdf〉（2012/05/25）

（4）エドウィン・S・シュナイドマン『シュナイドマンの自殺学』高橋祥友訳、金剛出版、二〇〇五年、三六頁。①自殺の目的は解決策を探る。②目標は意識を止めること。③刺激は耐え難い心理的痛み。④ストレッサーは心理的要求が満たされないこと。⑤感情は絶望感と虚無感。⑥認知の状態は両価性である。⑦認識は狭窄である。⑧行動は退出。⑨対人的行動は意図の伝達。⑩一貫性は対処のパターン。

（5）同上書、四一頁。

（6）磯部潮『「うつ」かもしれない――死に至る病とどう闘うか』光文社、二〇〇六年。

（7）窪寺俊之「スピリチュアルケアの現在」『スピリチュアルケアを語る』関西学院大学出版会、二〇〇四年、九八頁。

（8）窪寺俊之『スピリチュアルケア学序説』三輪書店、二〇〇四年。

（9）窪寺俊之「スピリチュアルケアとＱＯＬ」柏木哲夫、石谷邦彦編『緩和医療学』三輪書店、一九九七年、二二三―二三五頁。

（二〇一二年二月二十五日、京都ＮＣＣ宗教研究所主催「生命倫理研究会」での講演に加筆訂正）

医療および看護学のスピリチュアルアセスメントの特徴と問題点
——牧会ケアとの比較を通して

中井　珠恵

一　はじめに

緩和ケアとは、生命を脅かす疾患による問題に直面している患者とその家族に対して、痛みやその他の身体的問題、心理社会的問題、スピリチュアルな問題を早期に発見し、的確なアセスメントと対処（治療・処置）を行うことによって、苦しみを予防し、和らげることで、クオリティ・オブ・ライフを改善するアプローチである。[1]

これは、二〇〇二年に改正された世界保健機構（World Health Organization : WHO）の提言した緩和ケアの定義の一文である。ここには緩和ケアの臨床において、身体・心理・社会的問題に加えてスピリチュアリティについても「的確なアセスメント」を行わればならないことが明確に示されている。そこで患者のスピリチュアルな問題を把握するためのアセスメントツールの開発が、看護学・緩和医療学・社会福祉学の分野の専門家を中心に進められている。

スピリチュアル・アセスメントツールの開発にあたっては、二つの点が考慮されなければならない。まずそのツールは、主に患者の身体的・心理的・社会的な問題を扱う医師・看護師が、それらに加えてスピリチュアルな問題も迅速に把握できるようなものでなければならない。次に、緩和ケアの臨床には異なる職種の者が協力し合って働いているため、開発されるツールに用いられる用語は職種が違っていても理解し共有できるものでなければならない。

しかしながらスピリチュアル・アセスメントツールの開発研究は、以下の点を見過ごしてきた。第一に、患者の抱えるスピリチュアルな問題の把握の仕方、その問題の治療・ケアの目指す方向が、緩和ケアの臨床に従事する職種間で違っていることである。この点は、スピリチュアリティについての理解がケアする側で十分に共有されなければならないことを従来の研究が見過ごしてきたことに起因する。

第二に、医療分野で開発されたアセスメントツールは「スピリチュアリティ」という言葉を宗教と区別して使用する傾向にある。それは、信仰を持つ者だけが自己の存在と意味を支えるスピリチュアリティを必要とするのではなく、宗教を持たない人にとっても生きるうえでそれを必要とすると理解されるようになったためである。ところがこのスピリチュアリティの理解の変化によって、「スピリチュアリティ」という言葉が元来持っていた意味を、十分な吟味をしないまま排してしまったのである。

筆者は目下、医学・看護学・社会福祉学および牧会ケア学の四つの分野で緩和ケアのために開発されたアセスメントツールの批判的検討と体系化を試みているが、その試みにあたって本稿では、アセスメントツールの質問因子に用いられている用語の概念の理論的枠組みに焦点を絞ることによって、看護学のアセスメントが把握しようとするスピリチュアルな問題の内容を明らかにする。とりわけ、キリスト教の考え方を除外した質問因子が、スピリチュアルな問題の意味をどのように構成しているのかに着目したい。

なお本研究の理解する牧会ケアは、牧師が信徒の信仰生活を導くという伝統的な教会の働きだけに限定されず、医療・社会福祉などといったさまざまなところでスピリチュアルな事柄に必要を感じている人への援助を行うことである。

牧会ケアの働きには、牧師に限らず専門的な訓練を受けた信徒も従事する。このような牧会ケアの理解するスピリチュアリティは、人間が自分の生きる意味や存在する価値を、自分自身の内面に、他者とのかかわりの中で与えられるものに、そして人間の次元を超えた神から示されることに求めるという三つの関係性に基づく。患者が生きる意味や目的を失っている場合、それは三つの関係性が阻害されていることとみなし、その関係性を回復させることをケアと考えるのである。今後の研究においてこのような牧会ケアのスピリチュアリティの理解が、あらゆる患者のケアに用いることができるものかを検証する必要があるが、本稿においては筆者の立脚するスピリチュアルケアの理解としたい。

二　看護学におけるスピリチュアル・アセスメントツール開発の背景

はじめに、看護学においてスピリチュアルアセスメント研究が開発された背景について触れる。

スピリチュアリティが治癒（healing）と健康（health）に影響を及ぼすことは、臨床に従事する看護師たちによって経験的に認識されてきた。[2] しかしスピリチュアリティは実証的に研究することができないと考えられていたため、看護学の研究者は長らくそれを研究対象としてこなかったのである。

一九八〇年頃から、看護学の分野においても医療の現場に即した独自のアセスメントツールが開発され、独自の実証研究を行うようになったのである。[3] その先駆的なものが、後述するパメラ・リードによる「スピリチュアルな視座尺度（Spiritual Perspective Scale）」である。[4] リードの研究以後、看護の分野にはいくつものツールが開発された。例えば「スピリチュアルニーズ一覧表（Spiritual Needs Inventory）[5]」、「北米看護診断協会看護診断（NANDA）[6]」がそれである。

三　スピリチュアルアセスメントで把握されるもの

（1）「スピリチュアルな視座尺度（Spiritual Perspective Scale）」（パメラ・リード、一九八七）

パメラ・リードは終末期患者のスピリチュアルな視座を数量的に検証するために「スピリチュアル

な視座尺度」を開発した。リードは、スピリチュアリティを超越（transcendence）という概念によってとらえ、死に直面した患者の意識が通常の身体的な境界（boundaries）や限界（limitations）を超越する傾向にあると論じている。[7]

リードは、スピリチュアルな視座に関する十項目の質問因子を六段階で回答する質問表を作成した（表1）。そしてこの質問表を用いて（一）終末期患者（二）終末期でない患者（三）健康な人の三者を数量的に評価する調査を行った。その調査の結果、終末期患者の点数が他に比べて高いということがわかった。このことから死に直面することによって人間のスピリチュアルな信念や態度が強まるということが明らかになったのである。[8]

以上のようにリードの「スピリチュアルな視座尺度」は、患者のスピリチュアルな視座について実証的に研究することを可能にした点で先駆的である。しかしリードは、スピリチュアルな視座の理論的枠組みを十分に構築していないため、そのアセスメントツールに用いられる質問因子は熟考されたものとは言えない。[9] リードはスピリチュアルな視座を「実生活において自己概念を規定するもの」と定義し、祈り・人生の意味づけ・読書・黙想・偉大なものとの親密な関係・他者とのかかわりなどを患者のスピリチュアルな視座を探る指標としている。[10] しかしそこには、祈りなどがどのように患者の自己概念を規定するのかというスピリチュアルな視座の機能についての理論的枠組みを構築していない。このようなことを明らかにしない限り、これらの質問因子によって患者のスピリチュアルな視座を把握することはできない。そこで本稿では、リードのアセスメントツールの質問因子に用いられている用語を取り上げ、それらがどのように患者のスピリチュアリティを構成するのかを考察する。

(2) 質問因子の分析

1 「他者」

質問因子(1)「家族や友人と話す」(2)「他者と共有する」は、ともに患者と他者との関係性をあらわすものである。本来「スピリチュアルな事柄」や「スピリチュアルな信念」は非常に主観的で個人的な問題であるため、私たちは通常そのような事柄を親密な関係にある人としか話さない。とりわけ入院生活を送る患者、なかでも終末期患者にとって人間関係の範囲は非常に限られており、病室を訪れる家族そして医療者は患者の生活を支える重要な人間関係となる。したがって、自分を取り巻く人たちをスピリチュアルな事柄を話せるほど親密であると患者が感じているか、また患者がその人たちを自分の困難さを共有し援助を求めるほど必要としているか、を医療者は把握する必要がある。なぜなら、患者がその人たちとのかかわりを強く求めているならば、医療者は、その人たちが具体的に誰なのかを把握し、その人たちからの支援がもらえるように働きかけることができる。また患者が自分たち医療者とのかかわりを求めている場合は、自分たちが患者のスピリチュアルな事柄を積極的に聴くことを目指すことになるからである。一方、患者がスピリチュアルな問題を話す相手を必要と感じていない場合は、その理由——例えば疎外感や不信感を抱いている、他者に委ねることができな

表1　パメラ・リードのスピリチュアルな視座尺度（Spiritual Perspective Scale）

（1）	あなたは家族や友人と話すとき、どれくらいスピリチュアルな事柄について話すか
（2）	あなたはスピリチュアルな信念によって人生の困難や幸福と感じることをどれくらい他の人に共有するか
（3）	あなたはスピリチュアルな書物をどれくらい読むか
（4）	あなたはどれくらい個人的な祈りや黙想のときを持つか
（5）	赦しは私のスピリチュアリティにとって重要である
（6）	私は毎日の生活で決定を行うためにスピリチュアルな指針を求める
（7）	私のスピリチュアリティは人生において特別なものだ
（8）	私は頻繁に神または「偉大な力」を、祈り、礼拝、または日常生活の大切なときに感じる
（9）	私のスピリチュアルな視座は私の人生に影響を与えてきた
（10）	私のスピリチュアリティは重要である。なぜならそれはわたしの人生の意味についての問いに答えてくれるからだ

Dunkin, Dunn : Spiritual perspectives and health a random survey in a southern state. *Online Journal of Rural Nursing and Health Care* 9(2)pp. 27-28, 2009より引用（中井訳）。

い、独りを好むなど――や患者の人間関係の持ち方について把握することを通して、患者にとって安心できる関係づくりを支援することができる。

リードはスピリチュアリティに欠かせない「他者との関係性」を家族・友人といった直接的な個人対個人の関係に限っているが、実際この関係性はそのような直接的なかかわりを超えて社会の中で役割や職務を担うことも含まれるという点を見過ごしている。患者は社会の一員として生きており、その中でさまざまな役割や責務を担っている。夫・妻、父・母、または子として家族と接することも、患者として病院で過ごすことも社会的役割の一つである。これらの社会的役割の中で患者は生きる意味や目的を見いだすのである。[11]しかし多くの終末期患者は、身体的な症状や衰弱が進み思うように活動できなくなるにつれて、自分の思い描いてきた社会的役割を果たせなくなる。そして患者は、役割を果たせなくなった自分に生きる意味を感じなくなるのである。患者が「こうして生きていて何の意味があるのか」、「何もできなくて情けない」と訴える場合、その訴えの背後にこのような社会的な役割の喪失がある可能性もあるのである。このような訴えに対し、患者がどのような社会的役割を果たしてきたのか、また社会的役割を果たしていたことによって得ていた生きる意味や目的は何だったのかということを医療者は把握する必要がある。そして患者にとっての生きる意味や目的が明らかになることによって、役割が果たせなくなってもなお獲得できる生きる意味や目的を一緒に考えることが重要なケアとなるのである。

2 「スピリチュアルな書物を読む」

質問因子（3）「スピリチュアルな書物を読む」は、病室という限られた生活環境の中で患者が心を落ち着けて過ごすために有効である。また患者は書物から知識や生きるためのヒントを見つけることもある。さらに体力の弱った患者の場合、医療者が読み聞かせをすることもできる。医療者にとっても、患者と時間を過ごし、患者の思いを聴くきっかけとなる。したがって患者がどれくらい読書をするかについて知ることは、いくつかの有効なケアの手段を見つけることになる。

しかしリードは「スピリチュアルな書物」がどのような書物なのか具体的に示していない。キリスト者にとってそれは第一に、聖書、ディボーショナルな（霊想のための）読み物と言えよう。[12] キリスト者の多くは、それらを心の支えとなる言葉として記憶している。そしてその言葉を心に留めることによって、神が不安や孤独なときにもそばにいて支えとなる存在であること、弱さや困難の中に強さや希望を求める指針を神が示していることを思い起こすのである。したがって「スピリチュアルな書物を読む」ということは、神の存在を求め、そこから生きる指針を得るということであるため、それは知識や情報の収集といった読書と異なり、人間の次元を超越した存在とかかわる行為なのである。

一方、宗教的な生活を送っていない患者にとって、「スピリチュアルな書物」はおそらく馴染みのない用語である。リードが「スピリチュアルな書物」を上述のように生きる支えや指針と理解しているのならば、必ずしも宗教的・哲学的な書物だけがその役割を果たすものではないだろう。なぜなら患者の中には、どのような治療の選択をすればよいのか、どのような思いで過ごせばよいのかということを求め、同じ病気に罹った人の手記を読む人が少なくないからである。またその手記に自分と同じような不安や悩みを見つけることによって、自分ひとりがその苦しみの中にいるわけではないと感じ、孤独が癒やされることもある。このような書物の場合、生きることの支えや指針を得るのは、超越的存在からではなく他者からである。

以上のようにこの質問因子に示された「スピリチュアルな書物を読む」という用語は、患者の視座が他者および超越的なもの双方に示されるものなのである。「スピリチュアルな視座尺度」は、患者のスピリチュアルな視座について評価するための尺度であるにもかかわらず、この質問因子は、スピリチュアルな書物を読む患者のスピリチュアルな視座が、どのようなものに向かうものなのかを把握するものとはなっていないのである。

3 「祈り」「神または『偉大な力』」

質問因子（4）「個人的な祈りや黙想のときを持つ」に示されている「祈り」は、患者にとって、「読書」よりもさらに生活環境に制限を受けず、身体的な機能が低下してもなお行えるものである。また最期の数日間を意識が低下し眠った状態で過ごす患者は少なくない。そのような患者は意識が低下しても聴覚は働いていると言われている。患者と言葉が交わせるときに患者が祈ることを大切に思っていることを知っていれば、眠っている患者のベッドサイドで祈ることができる。また患者の中には好みの祈りを持ち、それを繰り返すことによって心を落ち着けることができるという者もいるため、患者に祈る習慣について聞くことは、どのような祈りを好むのかを知る機会にもなる[13]。

「祈り」は質問因子（8）においても「神または『偉大な力』を近くに感じる」状態として取り上げられている。しかし「近くに感じる」という表現は非常にあいまいであるため、祈りの機能を知るためには不十分である。なぜなら神に祈るときの患者の思いはさまざまだからである。患者が希望や救いを願う、あるいはまた感謝する場合は、神は恵みや慈愛を与える存在として患者にあらわれていることになる。患者が困難な状況にあってそれを神からの裁きや罰としてとらえている場合、神は偉大な審判者としてあらわれていることになる。このように祈る患者の思いによって、患者の抱く神の存在は異なりを見せるのである。また「近くに感じていないと」と回答する患者と神の関係も一様ではないはずである。そもそも神を信じておらず神に祈るという経験がない患者もいる。また、困難な中にあって、神に「なぜわたしがこのような目に遭わなければならないのでしょうか」と問いかけても答えが得られず不信感を抱いて神から遠ざかってしまう者もいる。このように患者の祈るときにあらわされる思いや態度は、患者の抱く神のイメージや神の信頼の度合いを知る要素である。そして祈りによって示される神のイメージや神への信頼の度合いこそが、患者の死や病気、そして自分自身の存在についてのとらえ方を理解する要素となるのである。[14] しかし「祈り」の質問因子は、このような祈る患者の神への思いや態度についてまで把握することに関心を払ってはいないのである。

祈っているときに患者が意識を向けるのは、神の存在だけではない。誰かのことを思い祈り、また誰かに自分のことを祈られていることによって、自分が病室の中で孤独に過ごしているのではなく、祈られる相手に支えられていることを感じるのである。また患者によって祈り祈られる相手は単独とは限らず共同体である可能性もある。[15] さらに共同体には、生きている人だけでなくすでに死んでいる人も含まれる。死後の世界にすでに死んだ親しい人との再会を願うことは、死の不安にある患者にとって大きな慰めとなる。祈りの中で死者との再会を願うのは、キリスト教の復活信仰に限らない。日本人の中で、すでに亡くなった親族や友人が「お迎えに来る」と願うことで死の孤独や不安から解放されると考える人は少なくない。[16] このように祈るときに向けられる患者の意識は、さまざまな他者とのかかわりに向けられている。しかしリードが、祈りについて具体的に言及しているのは、患者と超越的な存在との関係に限定されているのである。

このように「祈り」についての質問因子は、内的で個人的な行為でありながら、神との関係を通して示される物事のとらえ方や、他者に対する帰属意識といった非常に広い視野を患者に与えているのである。リードは「祈り」についての質問因子の中で、このような広がりのあるスピリチュアルな視座を意識していない。

4 「赦し（forgiveness）」

質問因子（5）「赦しは私のスピリチュアリティに重要」は、「赦し」に関する項目である。残された時間が限られていることをきっかけに、多くの終末期患者は、これまでの人生を振り返り、やり残したことや反省すべきことを思い出し、罪悪感や後悔を抱くのである。[17] このような罪悪感や後悔の思いを解消することによって、患者は自分の人生を肯定することができるのである。この罪悪感や後悔の思いを解消するために、自分の犯した過失を償い、赦しを受ける必要があるのである。したがって医療者は、患者が赦しを重要と考えているかどうかを知ることによって、限られた時間の中で患者がこのような赦しのプロセスをたどるために積極的に支援することができるのである。[18]

しかし、「赦し」の質問因子では、患者が赦しを必要としているかを知ることはできても、患者がどのような赦しのプロセスをたどるべきなのかを知ることは不可能なのである。なぜなら赦しのためのプロセスは、患者が誰によって赦されたいと思っているかによって異なるからであるが、リードが誰に赦しを受けるかという問題まで視野を広げていないからである。もし患者が他者に対して過失を犯したと考えており、その人に対して罪悪感を抱いているならば、患者はその人へ謝罪をし、赦しを請えるような機会を持たなければならない。しかし過失を犯した自分を自分自身が赦すことができずにいた場合、いくら他者からの赦しを受けたとしても罪悪感が消えるわけではない。また自分が特別な過失を犯していなくとも罪悪感を抱えている終末期患者は少なくない。終末期患者は、人間の力で治癒することのできない病気や死の原因を自分自身に求め、運命または神からの制裁であると考えるのである。

このような罪悪感に対し、キリスト教の伝統に基づく牧会ケアは、患者が思い描いている神の像を新たにできるように働きかけるのである。神の像を新たにするとは、神が、罪深く自分自身でも受け容れることのできない自分を顧み受け容れてくれる存在であることに気づくことである。そうすることで患者は、病気や死が神の制裁によるものでないと理解し、死後においても神が自分をいつくしみ保護してくれる存在であると信じることができるのである。[19]このことによって患者は死の不安を解消することができる。このように「赦し」の過程は、他者、神、そして自分自身との関係が回復され、その関係に対して抱いていた罪悪感が解消されることによって、自分の生きる意味や存在を肯定するプロセスなのである。[20]

5 「意思決定(making decision)」「指針(guidance)」

質問因子(6)「意思決定を行うための指針」に示された「意思決定」は、終末期患者にとって重要な問題である。なぜなら生命にかかわる治療やケアを行う際に、自分がどのようにしたいかという意思がその方針に反映されるからである。特に医療制度が患者の人権や尊厳を重んじるようになって、患者の意思決定を重視する傾向も高まったと言える。患者は、身体の症状や衰弱の進行によって、それまで自分で行えていたことができなくなっていく。そのことは、自分が自立した人間として生きているという実感を失わせる。したがって患者が自分の意思で何かを決定することは、身体を使ってできることが減ってもなお自分の力を保てていると実感することができる手段なのである。[21]

しかしリードは、患者の意思決定のために「スピリチュアルな指針を求める」とあらわしているだけで、なぜスピリチュアルな指針を求めるのか、またどのように求めるのかを明確に示していない。では患者はどのようにして意思決定を行うのか。それには患者が決定をするための基準が必要となる。その基準が指針となるわけだが、その指針をどこから得ているのかということが個人によって異なるのである。その指針を得ている拠りどころとなるものは、自分のために助言し必要な援助を提供する他者である場合、長年積み重ねてきた自分の経験や直感によってである場合、そして人間の次元を超えたところから啓示を与えてくれる超越的な存在である場合がある。[22] 患者が意思決定をするために求める指針の先に、その指針を与えてくれるものがあり、それが何かを知ることが患者の意思決定のあり方を決定づけるのである。したがってリードの「スピリチュアルな視座尺度」は、その指針の先にあり、指針を求める拠りどころとなるものの存在を含めていないという点で、意思決定の問題を十分にあらわしきれていないと言える。

6 「意味探求」

質問因子（10）「人生の意味についての問いに答える」は、意味の探求についての項目である。終末期患者にとって意味の探求は、残された時間を過ごすために重要な営みである。自分の人生を振り返り自分がこの世に生きてきた価値について、そして、心身の機能が失われている中でもなお生きていることの目的について、さらに、自分の生命体としての命が消失した後に自分が存在し続けるのか、という死後の世界に存在することの意義についても患者は問うている。その問いは、積極的に意味を見いだすことによって、「いい人生を送れたと思う」、「向こうにはすでに親しい人がいるから会えるのが楽しみ」、「大切な人と過ごしたい」と、残された時間を有意義にまた希望を持ちながら過ごすことにつながることもある。しかし「なぜこんな苦しい思いをしてまで生きていなければならないのか」、「人一倍健康には気をつけて生きてきたのに何でこんなことになってしまったのだろう」、「死んだらおしまい」と、生きることの意味が見いだせない苦しみとしてあらわされることもある。いずれにしても患者は頻繁に意味の探求をしているが、患者が「スピリチュアリティが人生の意味についての問いに答える」という質問に消極的な回答をした場合、医療者は患者が生きる意味を見いだせずに葛藤している可能性を考え、患者にかかわることができる。

しかしながらリードの「スピリチュアルな視座尺度」は、意味を探求しようとする患者が何に向かって問いかけ、意味を見いだそうとしているのかという問題についてまで把握することはできない。

終末期患者が意味探求を行う場合、それまで自分を取り囲んできた社会的な価値基準、つまり生産的・能力的であるかどうかということによって自分自身に意味を見いだせなくなっている。このとき患者は、自分の外側ではなく内側に意味を探求するよう方向転換をしなければならなくなる。そうして内省することによって、患者は自分にとって本当に意味があるものを見つけようとする。しかし自分の内側にも意味を見いだせない場合もある。そのとき人間の次元では計り知れないこととし、人間を超えたところの神に委ねるのである。[23] 神に委ねるということは必ずしも生きる意味が明解に示されている状態とは限らない。しかし、神がそのような自分でも、今ここに生きて存在することを肯定し受け容れるものなのだと信じている状態である。

以上のように意味探求の問題は、上述の意思決定と同じようにその求める先が何かによって、意味探求のあり方が変わるのである。意味探求のためのアセスメント項目は、その違いについて把握できるものでなければならない。

7　補足「死の心理的側面」

「スピリチュアルな視座尺度」は、終末期患者のスピリチュアルな視座を評価することを目的に開発されたアセスメントツールである。それにもかかわらず、死にかかわる問題についてアセスメントするための因子を設けていない。

患者は、自分を取り囲む人々の些細な言動から、死に近づく自分だけが疎外されているということを敏感に感じ取っている。例えば家族は、患者の負担とならないように家族内の問題を伝えることを避けたり、家族内での決定事項を患者のいないところで行う場合もある。[24] 患者はこのような家族の行為に対して「自分はもうすぐ死ぬから関係ないんだ」と思い、孤独に陥るのである。

身体の症状や衰弱が進行している状況にあって、些細なことでも依頼をしなければならないことは患者の生きている価値を損なわせることになりやすい。そのなかでも特に排泄の介助を依頼することは患者にとって非常につらく、「こんな汚いことをさせてしまって」「迷惑をかけてまで生きていなければならないのだろうか」という思いを患者に抱かせる。

また終末期患者は死の不安を抱えて生活している。「死後の世界を信じているのか」、「新しいいのちが与えられることを信じているのか」という問いによって、現在を越えた時間や関係のつながりに患者が希望を持てているかどうかを知ることができる。そうでない患者は、「死んだらどうなるのだろう」「ただベッドでこうしているのが一番つらい」と行く先が漠然としているのである。

死を意識することは自分の存在が終わってしまうということを自覚することでもある。患者は「なぜ自分がこのような目にあうのか」という苦難の意味を探求したり、それまでの行いに対する罪悪感、そしてこれまで当たり前に行ってきたことができなくなったことによる喪失感を抱く。これらは、消滅してしまうかもしれない自分に対するさまざまな感情のあらわれである。

以上のような孤独、無価値感、死の不安、罪悪感、喪失感といった心理的な側面は、スピリチュアルな問題を患者の言葉や態度によって表面化するものである。したがってこれらの心理的側面は、質問因子にあらわされている患者と他者との関係、自分を超えたものとのかかわり、または自分の存在、を死に直面する実際の経験として具体的に患者に問うことができるのではないだろうか。

四　考察

ここまでパメラ・リードの「スピリチュアルな視座尺度」の質問因子について見てきた。「スピリチュアルな視座尺度」が開発された一九八七年頃のスピリチュアル・アセスメントツールは、もっぱらキリスト教を基盤にした宗教心理学によるものであった。[25] それらのツールの質問因子は、キリスト教信仰を持ちキリスト教会の共同体に属していることを前提に作成されているため、神に対する信仰や教会共同体への帰属意識の強さについて把握することを目的にしていた。したがってそれらの質問は、キリスト教を信仰していない患者に当てはめにくいだけでなく、病気や自分の死をどのように患者が受けとめているのか、その中にあって患者に必要な援助とは何なのかを理解するために不便であった。それに対し「スピリチュアルな視座尺度」は、終末期患者の入院生活を想定し、その範囲内で行えるスピリチュアルな習慣を考慮して質問因子を構成している。そのため患者がどの程度そのスピリチュアルな習慣に必要を感じているか、また患者がスピリチュアルな事柄の何に関心を持っているかを知ることができ、それによって患者を支援する手がかりをつかむことができるのである。また質問因子に示されたスピリチュアリティは、難解な宗教的・哲学的用語によって表現されていないため、患者は自分の日常的な経験に結び付けて回答することができる。したがって開発された当初「スピリチュアルな視座尺度」は看護の臨床に即した画期的なアセスメントツールだったのである。

しかしながら宗教的・哲学的な表現を除外することによる弊害が「スピリチュアルな視座尺度」にはある。「スピリチュアルな視座尺度」は、「他者との共有」、「赦し」などに患者が強い関心を持っているかどうかを質問することができても、そのことが患者のスピリチュアリティにどのような作用を及ぼすのかを理解することができないのである。なぜならそれは、スピリチュアルな視座をアセスメントするツールであるにもかかわらず、スピリチュアルな視座の機能を把握することができないからなのである。

一方で牧会ケアの理解する自己・他者（社会・世界）・神の三つの関係性によるスピリチュアリティは、このようなスピリチュアルな視座の機能を矛盾することなく理解することが可能であった。しかし牧会ケアは、神の存在を信じない患者や医療者がどのように人間の次元を超えたものを理解するのかについて十分に検討しきれていない。[26] そのため看護学が患者の経験をもとに検証してきた人間の次元を超えたものの問題について学び検討していくことが、今後の牧会ケアの課題となる。そのうえで牧会ケアは、看護の臨床で経験される実際的なスピリチュアリティの問題の中で患者の視座が三つの関係性のいずれに向かうのか、そしてその関係性の中で患者の生きる意味・目的・自己同一性がどのように獲得されるのかという構造を明らかにすることに貢献できるのである。筆者は、看護と牧会ケアとの対話を繰り返すことによって、牧会ケアに従事する者が看護師とともに、患者のスピリチュアルな問題について話し合いケアするための共通した指針を獲得することができるのではないかと考えるのである。

注

（１）日本ホスピス緩和ケア協会ホームページ〈http: //www.hpcj.org/what/definition.html〉

（２）Gray, J., Measuring spirituality: conceptual and methodological considerations. *The Journal of Theory Constitution & Testing* 10(2), pp.58-64, 2006.

（３）Ibid., pp.58-49.

（４）Reed, P., Spirituality and well-being in terminally ill hospitalized adults. *Research in Nursing & Health* 10, pp.335-44, 1987.

（５）Hermann, C.P., Spiritual needs of dying patients, a qualitative study. *Oncology Nursing Forum* 28(1), p.67-72, 2001.

（６）Herdoman, H.T. (ed.), NANDA International Nursing Diagnoses: Definition and Classification 2009-2011（日本看護診断学会監訳『NANDA-I 看護診断　定義と分類　2009-2011』医学書院、二〇〇九年、三四〇―三四一頁、三五二―三五四頁。

（７）Reed, op.cit., pp.335-336.

（８）Ibid., p.339.

（９）リードはそれまでの研究が示してきたスピリチュアリティの定義をそのまま「スピリチュアルな視点尺度」の質問因子に援用した可能性がある。（Ibid., p.336.）

（10）「スピリチュアルな視点尺度」を取り上げスピリチュアルアセスメントについての文献研究を行った看護学のジェニファー・グレーによると、リードはスピリチュアルな視点の概念を超越的（transpersonal）・対人的（interpersonal）・内的（intrapersonal）関係性による経験と定義していると論じている。(Gray, op.cit., p.62.) しかしリードが超越的・対人的・内的関係性を理論的枠組みとして提示したのは、一九九二年に行ったスピリチュアリティに関する調査においてであった。(Reed, P.G., An emerging paradigm for the investigation of spirituality in nursing. *Research in Nursing and Health* 15, pp.349-357, 1992.)

（11）精神科医であり宗教心理学の専門家であるポール・プルイサーは、開発したスピリチュアル・アセスメントツール「牧師による診断」の「使命感（vocation）」の項目において、宗教改革以降の考え方をもとに使命感の定義を行っている。それによれば使命感とは、創造主である神の創造の業や神の意図するところに参与することである。したがって人間が職務や役割を果たすということは、本来自分自身のキャリアのためにというのではなく、神がなぜ自分を造られたのかという目的を理解し、その目的を果たすことであると論じている。(Pruyser, P., *The Minister as Diagnostician: Personal Problems in Pastoral Perspective*, The Westminster Press, 1976, pp.67-69.)

（12）看護学のカーラ・P・ハーマンは、終末期がん患者にインタビューを行い、患者の実際の言葉を分析してスピリチュアル・アセスメントツール「スピリチュアルニーズ一覧表（Spiritual Need Inventory）」を開発した。ハーマンは「宗教的なニーズ」という主題項目を設け、その中に具体的ニーズとして「聖書を読む」「聖句を用いる」「啓示を受けるような読み物を読む」ことを挙げている。(Hermann, op.cit., p.69.)

（13）カトリックの司牧者であり牧会ケア従事者の養成に携わるフィルデマール・キッペスは、スピリチュアルケアにおいて祈ることの意味について論じている。その中で患者にとって親しみのある祈りを唱えることによって患者が力づけられることを、自分の経験を通して説明している。（ヴァルデマール・キッペス『スピリチュアルケア――病む人とその家族・友人および医療スタッフのための心のケア』サンパウロ、一九九九年、三〇五―三一二頁。）

(14) 牧会ケア学のジョージ・フィチェットは、病院での牧会ケアについての症例研究の中で、患者の祈りの態度について注意深く解釈する必要性を述べている。そこでは、患者が「御心のままに」と祈ったことと、十字架に付けられる前夜にイエスがひざまずき「父よ、御心ならこの杯を私から取りのけてください」と祈ったことを一致させ、患者が投げやりに祈ったのではなく、自分の明確な意志を持って神に委ねていたことを説明している。（Fitchett, G., *Assessing Spiritual Needs: A Guide for Caregivers.* Academic Renewal Press, Lima, 2002, p.65.）

(15) フィチェットは、症例の中で神と共同体を祈りに必須の要素として示している。（Ibid., pp.81-82.）

(16) 「高齢者のスピリチュアリティ評定尺度」を開発した三澤久恵は、尺度開発のための調査を日本人の高齢者を対象に行っている。そこで特定の宗教を持たない者でも、仏様や祖先を拝むという習慣を持ち、それが自分を超えた存在への関心であると考察している。日本人の場合、積極的に祈るという習慣を持たないかもしれないが、祈りの習慣を持たないものが必ずしも自分を超えた存在とのかかわりを持っていないことにはならないことを念頭に置かなければならない。（三澤久恵「地域で生活する高齢者のスピリチュアリティに関する研究」『桜美林大学博士学位論文』二〇〇八年、二七頁。）

(17) スピリチュアルケア学の窪寺俊之は、スピリチュアルケアが扱う問題として、「罪悪感、後悔、悔い、反省」を取り上げている。（窪寺俊之『スピリチュアルケア学概説』三輪書店、二〇〇八年、六三頁。）

(18) 緩和ケア医の森田達也らは、進行がん患者の霊的・実存的苦痛に対するケア・治療・介入に関する文献研究において、「罪悪感・後悔・和解・赦しの欲求」という分類項目を示しており、患者の感情の受け容れや関係の修復のための支援が必要であるという分析結果を示している。（森田達也、鄭陽、井上聡、千原明「終末期がん患者の霊的・実存的苦痛に対するケア――系統的レビューにもとづく統合化」『緩和医療学』三巻四号、緩和医療学会、二〇〇一年、八五頁。）

⒆　フィチェットは、症例において終末期患者が死を意識することによって関係の回復を行った過程を報告している。それによれば、患者は父との関係が回復することによって、父から否定されていた自己の存在を回復した。患者はそのような父を、権威を持ち自分を保護してくれる存在として神に投影していた。したがって患者は父との関係が回復することによって、神を自分の死後も保護してくれる存在と信じられるようになった。この症例は、関係回復と赦しの問題が超越者、他者、自己との関係性の一つの次元で起こっているのではなく、一つの次元が回復することによって、他の次元の関係も連動して回復することを示している。このように超越者、他者、自己との関係性は重層的な仕組みを持っているのである。（**Fichett, op.cit., p.82.**）

⒇　本稿では、「赦される」ことのプロセスについてのみ論じた。本来被害を受けた側が自分の悲しみや心の傷、または加害者への怒りを解消するために「赦す」こともスピリチュアルケアにとって重要な作業であるはずだが、終末期患者のスピリチュアルケアにおいて「赦す」ことについて論じる研究者は少ない。組織神学者、アンドリュー・パクは、主に政治・社会的な傷を受けた被害者の「赦し」について論じている。パクによれば、被害者の「赦し」は自分の受けた痛みを神および加害者によって受けとめられ、加害者による謝罪を受け、和解することによって完成する。パクは「赦し」のプロセスは単に精神的な痛みの解消ではなく、被害を受けた者と与えた者の関係の構図が修復されることであると論じている。（**Park, Andrew, *The Wounded Heart of God: The Asian Concept of Han and the Christian Doctrine of Sin*. Abingdon Press, 1993.**）

㉑　看護学のハーマンは、「スピリチュアルニーズ一覧表」の「参与と統制のニーズ」の主題項目を示し、終末期患者が自ら決定・選択する重要性を論じている。（**Hermann, op.cit., p.70.**）

(22) フィチェットはその拠りどころを権威（authority）とあらわしている。（Fichett, op.cit., pp.49-50.）

(23) 窪寺は終末期がん患者の闘病記を分析し、人間の能力で解決できない問題を人間を超えた神仏に解決して欲しいという願望を患者が持つと考察している。（窪寺俊之『スピリチュアルケア学序説』、二〇〇四年、三輪書店、五八頁。）

(24) ハーマンは、「参与と統制のニーズ」という主題項目の中で家族内での問題に患者が加わりたいという願望を持っていることを示している。（Hermann, op.cit., p.70.）

(25) エリソンらが開発したSpiritual Well-Being Scale、ベンソン・ダナヒュー・エリクソンらのFaith Maturity Scaleなどがそれに相当する。（Ellison, C.W., Spiritual well-being: Conceptualization and measurement. *Journal of Psychology and Theology* 11, 1983, pp.330-340. Benson, Donahue, Erickson: The faith maturity scale: Conceptualization, measurement, and emprical validation. *Research in the Social Scientific Study of Religion* 5, 1993, pp.1-26.）

(26) 哲学者の村田久行は、このような牧会ケアの理解が、神を信じていることを前提としており、「神との正しい関係の回復」以外に方法がないという批判をしている。（村田久行「スピリチュアルケアとは何か」『ターミナルケア』一二巻四号、青海社、二〇〇二年、三二五頁。）

あとがき

本書の構成については、「スピリチュアルケア研究室」の代表・窪寺俊之教授が「はじめに」に書いておられるので、ここではそれぞれの原稿のもとになった研究会（講演会）の概要について記しておく。

二〇一一年度、聖学院大学総合研究所カウンセリング研究センター・スピリチュアルケア研究室では、三回の研究会（講演会）を開催した。

第一回　六月三日、「スピリチュアル・コミュニケーション――生きる支え」、講師・林章敏（聖路加国際病院緩和ケア科医長）、会場・聖学院大学教授会室、参加者・一二八名。参加者は、施設職員、ボランティア、カウンセラー、牧師など多様であった。参加者アンケートでは大変高い評価を受けた（『聖学院大学総合研究所Newsletter』21-2、三〇―三三頁）。自由記述にも「コミュニケーションの重要さがよくわかった。終末期を迎える方と接する難しさを感じているので参考になった」など多くの感想が寄せられた。

第二回　十月十三日、「牧会配慮におけるスピリチュアルケア――現代のスピリチュアルケアとの関連において」、講師・堀肇（鶴瀬めぐみキリスト教会牧師）、会場・聖学院大学大学院セミナー・ルーム、参加者・三五名。キリスト教の魂への配慮とスピリチュアルケアの関連を述べ、キリスト教のスピリチュアル理解は、ヒューマニスティックな霊性理解とは必ずしも同じではない、キリスト教の立場に立てば、「魂に息をさせる」ことがスピリチュアルケアであると論じた。紙面の都合上、本巻には収録していない。

第三回　十一月十八日、「希望・尊厳・スピリチュアル――緩和ケアからのアプローチ」、講師・清水哲郎（東京大学大学院教授）、会場・聖学院大学教授会室。参加者・六六名。講演は、清水教授の東日本大震災の経験を語られることからはじまった。参加者アンケートでも「被災地のお話も初めて聞くこともあって、とても心に響きました。遺体のない家族の悲しみが報道によって知らされる。どのように慰められるのか。語るべき信仰者のことば、なすべきことが問われている。スピリチュアルケアについて哲学的な考え方を踏まえてわかりやすいお話、興味深いお話をうかがうことができた」などの感想が記されている（「聖学院大学総合研究所Newsletter」21-4、三一―三四頁）。

二〇一二年度も同様に、三回の研究会（講演会）を開催した。本書に収録したのは、第一回のみであり、第二回、第三回は、〈スピリチュアルケアを学ぶ〉シリーズの第五集に収録する予定である。

第一回　五月十八日、「無心とスピリチュアリティ――日本的なスピリチュアルケアのために」、講師・西平　直（京都大学大学院教育学研究科教授）、会場・聖学院大学教授会室、六八名。「日本のスピリチュアリティが無心を経由している。そんなふうになったら素晴らしい。日常生活の中で無心（ゼロポイント）を大切にしながら精進していけたらと深く思いました。難解な仏教思想を大変わかりやすく説明してくださり、実際の場面で応用していけるような気がしました」など九八％の参加者が「講演内容がよい」と評価した（『聖学院大学総合研究所 Newsletter』22-1、四一―四四頁）。

研究会は、通常、一時間三〇分の講演と四〇分の質疑応答から成っている。参加者からの質問は、「質問用紙」に記入いただき、司会者が時間内に収まるように取捨選択するが、毎回、答えきれない多くのしかも重要な質問が出される。講師の応答も講演では触れられなかった観点・論点が出されることもあり、深い議論に発展することがある。講演と質疑の全体を収録できればよいが、残念ながら編集の都合上、質疑応答の一部を組み込んだものもあるが、講演部分のみとなったものもあることをお断りしておきたい。

研究会では、講師はパワーポイントを使って講演する場合が多い。それでも話の筋が飛躍することがある。実際になされた録音から原稿に起こしたものの文章を整え、見出しをつけ図表などを入れるという編集作業はなかなか骨の折れる作業である。本巻も花岡和加子氏にその骨の折れる編集を担当いただき、研究成果としてまとめることができた。感謝申し上げる。

二〇一三年二月五日

聖学院大学総合研究所
山本　俊明

著者紹介（掲載順）

窪寺　俊之（くぼてら　としゆき）

聖学院大学人間福祉学部教授（こども心理学科長）、聖学院大学大学院教授（人間福祉学研究科長）。一九三九年生まれ。博士（人間科学、大阪大学）。埼玉大学卒業（教育学部）、東京都立大学大学院（臨床心理学）に学ぶ。米国エモリー大学神学部卒（神学）、コロンビア神学大学大学院卒（牧会学）。米国、リッチモンド記念病院（ヴァージニア州）と淀川キリスト病院（大阪市）でチャプレン（病院付牧師）。イーストベイ・フリーメソジスト教会牧師（米国、サンフランシスコ市）。関西学院大学神学部教授を経て現職。日本臨床死生学会理事、スピリチュアルケア学会理事、日本神学会会員、日本福音主義神学会会員、実践神学の会会員、日本ホスピス・緩和ケア研究振興財団評議員。

【著書・訳書】『スピリチュアルケア入門』、『スピリチュアルケア学序説』、『スピリチュアルケア学概説』、『スピリチュアルケアを語る――ホスピス、ビハーラの臨床から』（共著）、『続・スピリチュアルケアを語る――

医療・看護・介護・福祉への新しい視点』(共著)、『緩和医療学』(共著)、『死生論』(共著)、『系統看護学講座　別巻10ターミナルケア』(共著)、『癒やしを求める魂の渇き』(共著)、『スピリチュアルペインに向き合う』(共著)、『魂への配慮』(訳)、『神学とは何か』(訳)、『愛するものが死にゆくとき』(共訳)、『看護の中の宗教的ケア』(共訳)、ほか。

林　章敏（はやし　あきとし）

聖路加国際病院緩和ケア科部長。

一九六三年生まれ。一九八八年宮崎医科大学医学部（現　宮崎大学医学部）卒業、淀川キリスト教病院にて内科研修、八九年淀川キリスト教病院ホスピス医員、英国オックスフォード、マイケルソーベルハウスにて研修を経て、九四年淀川キリスト教病院消化器内科医員、九五年日本バプテスト病院ホスピス医長、九八年　日本バプテスト病院ホスピス長、二〇〇二年オーストラリア、メルボルンMonash Universityにて研修、〇三年日本バプテスト連盟医療団訪問診療部長、コメディカル部長等兼務、〇四年　聖路加国際病院緩和ケア科医長、広島大学大学院非常勤講師、東京医科歯科大学講師を兼務。日本緩和医療学会緩和医療専門医、厚生労働省「終末期医療に関する調査等懇談会」委員、日本ホスピス緩和ケア協会理事、日本緩和医療学会代議員　その他。

【著書・訳書】『心に残る最期のとき』、『がん性疼痛ケア完全ガイド』、『いつでもどこでもがん疼痛マネジメント』、『死をみとる一週間』、『誰でもできる緩和医療』(編書)『がん医療におけるコミュニケーション・スキル』、『悪い知らせをどう伝えるか』(共著)、『ハリソン内科学』(共訳)、ほか多数。

清水　哲郎（しみず　てつろう）

東京大学大学院人文社会系研究科死生学・応用倫理センター　上廣（うえひろ）講座特任教授。一九四七年生まれ。一九六九年東京大学理学部天文学科卒業。その後、哲学を志し、東京都立大学、同大学院に進む。一九九〇年文学博士。一九七七年都立大学助手、八〇年北海道大学講師、八二年助教授、九三年東北大学助教授、九六年教授などを経て、二〇〇七年度より現職。専門分野は中世哲学（言語と論理の哲学を中心に）、キリスト教思想史であった。加えて、八〇年代後半から、医療の専門家と対話しつつ進める〈医療現場に臨む哲学〉を試み、現在は臨床倫理学と臨床死生学の交差する領域で実践的研究を進め、また、医療から介護へとフィールドを広げつつある。日本医学哲学・倫理学会会長（二〇〇八〜一二年）、第15回日本臨床死生学会大会長（二〇〇九年）をはじめ、日本生命倫理学会、緩和医療学会、日本哲学会、日本倫理学会、中世哲学会で、理事等を歴任。

【著書】『オッカムの言語哲学』、『パウロの言語哲学』、『医療現場に臨む哲学』、『医療現場に臨む哲学Ⅱ――ことばに与る私たち』、『生命と環境の倫理』（編著）、『ケア従事者のための死生学』（共編）、『臨床倫理ベーシックレッスン』（共著）、『最期まで自分らしく生きるために』など多数。

西平　直（にしひら　ただし）

京都大学大学院教育学研究科教授。

一九九〇年より立教大学文学部専任講師・助教授、一九九七年より東京大学大学院教育学研究科助教授・准教授、二〇〇七年より現職。専門は教育人間学。哲学、心理学、教育学に飽き足らず、キリスト教、仏教思想に惹かれ、神秘思想からも多くを学びつつ、「人間形成における宗教性・超越性の問題」について思想研究を継続中。

【著書・訳書】『エリクソンの人間学』（東京大学出版会、一九九三年）、『魂のライフサイクル――ユング・ウィルバー・シュタイナー』（東京大学出版会、一九九七年、増補新版、二〇一〇年）、『魂のアイデンティティ――心をめぐるある遍歴』（金子書房、一九九八年）、『シュタイナー入門』（講談社、一九九九年）、『教育人間学のために』（東京大学出版会、二〇〇五年）、『世阿弥の稽古哲学』（東京大学出版会、二〇〇九年）、E・H・エリクソン『青年ルター（1）（2）』（訳、みすず書房、二〇〇二年）、同『アイデンティティとライフサイクル』（共訳、誠信書房、二〇一一年）など多数。

中井　珠惠（なかい　たまえ）

愛知国際病院　チャプレン。

一九七二年生まれ。関西学院大学（神学部）、関西学院大学大学院（旧約聖書学）に学ぶ。Graduate Theological Union（牧会学）に留学、ＭＡ取得。米国、カリフォルニアパシフィックメディカルセンター（カリフォルニア州）、クイーンズメディカルセンター（ハワイ州）、大津市民病院（滋賀県、大津市）を経て現職。現在、聖学院大学大学院（アメリカ・ヨーロッパ文化学研究科博士後期課程）にて研究。

【主要論文】「死生観を涵養するための教育現場へのサポート——緩和ケアの専門性を活かして」『緩和ケア』二〇巻二号（共著）、「死の臨床におけるスピリチュアリティの理解」『基督教論集』（青山学院大学同窓会基督教学会）五二号、「超越的存在を言及しない終末期患者へのスピリチュアルケア——ナラティブアプローチを用いて」『神学研究』（関西学院大学）五五号。

〈スピリチュアルケアを学ぶ3〉
スピリチュアルコミュニケーション
——生《い》きる希望《きぼう》と尊厳《そんげん》を支《ささ》える——

2013年3月21日　初版第1刷発行

編著者　窪　寺　俊　之
発行所　聖学院大学出版会
〒362-8585　埼玉県上尾市戸崎1-1
電話 048-725-9801
Fax. 048-725-0324
E-mail : press@seigakuin-univ.ac.jp

ISBN978-4-907113-02-5　C0311

聖学院大学出版会の本

（価格は本体）

〈スピリチュアルケアを学ぶ　1〉

癒やしを求める魂の渇き　――スピリチュアリティとは何か

窪寺俊之　編著

終末期医療の中で、医学的に癒やすことのできないスピリチュアルペインが問題となっています。スピリチュアルという、精神世界や死後の世界への関心なども含む幅広い概念の中から、スピリチュアルの意味を探り、終末期におけるスピリチュアルケアの対象とする世界を描き出します。人生を意味深く生きるためのスピリチュアルケアの入門シリーズ「スピリチュアルケアを学ぶ」の第一冊。　A5判　一八〇〇円

〈スピリチュアルケアを学ぶ　2〉

スピリチュアルペインに向き合う　――こころの安寧を求めて

窪寺俊之　編著

スピリチュアルケアは「魂へのケア」とも言い換えられるように、心の深みにある不安や畏れ、「私の人生の目的は何か」、「私の負った苦しみの意味は何か」といった思いに苦しむ方々へのケアです。本書には日本的視点からスピリチュアルケアの本質に迫ったカール・ベッカー氏の「医療が癒やせない病――生老病死の日本的なスピリチュアルケア」、また、亀田総合病院の西野洋氏が自身のスピリチュアルペインに向き合う体験をもとに医療の本質を述べた「一臨床医のナラティブ」が収録されています。私たちが気づかなかった自分自身の根底にあるスピリチュアルなものを見いだすきっかけを与える内容となっています。　A5判　二二〇〇円

〈臨床死生学研究叢書　1〉

死別の悲しみに寄り添う

平山正実　編著

子どもや愛する家族を失った悲しみ、事故や戦争で家族を亡くした悲嘆にどのようにかかわり、悲しみからの回復へ寄り添うケアが可能なのか。さまざまなケーススタディを通して、遺族に向き合う従事者に求められる「グリーフケア」の本質を論じています。著者は精神科医、末期医療にかかわる看護師など、援助活動に携わる方々です。

Ａ５判　三四〇〇円

〈臨床死生学研究叢書　2〉

死別の悲しみから立ち直るために

平山正実　編著

愛する家族や友人を病気や事故で失った人々が、その悲しみをどのように受け止め、悲しみから立ち直ることができるのか。本書は「死別の悲しみからの回復の作業」、つまり「グリーフワーク」を主題に編集されています。医師として看護師として、また精神科医として死別の悲しみに寄り添う方々が、臨床の場で考察を深め、多様で個性あるグリーフワークの道筋を語っています。

Ａ５判　四〇〇〇円

〈臨床死生学研究叢書　3〉

死別の悲しみを学ぶ

本書は実際にさまざまな現場で働く人々にとって、「生と死の教育」がなぜ必要なのか、また、その教育をどのように行ったらよいのかといった課題に答えるために編まれています。第Ⅱ部「大学における死生学教育の展開」には、日本や英米の死生学の歴史や定義、臨床死生学の位置づけ、死生学を教える対象と内容、範囲などが記されており、「生と死の教育」という学問の基本的枠組みを知ることができる内容となっています。

Ａ５判　四〇〇〇円

ソーシャルワーカーを支える

人間福祉スーパービジョン

柏木　昭・中村磐男　編著

高齢化とそれに伴う医療需要の増加により、保健・医療・福祉の連携が要請され、地域包括支援センター、病院の地域医療連携室、さらに退院支援、在宅医療、在宅介護などを例にとっても、ソーシャルワーカーへの期待は高まっています。本書は「スーパービジョン」および「スーパーバイザーの養成」の重要性を明らかにし、ソーシャルワーカーを支援しようとするものです。

A5判　二八〇〇円

ソーシャルワークを支える宗教の視点 ——その意義と課題

ラインホールド・ニーバー　著、高橋義文・西川淑子　訳

キリスト教社会倫理を専門とするラインホールド・ニーバーは、アメリカの政治外交政策に大きな影響を与えました。本書が提示する本来の社会福祉の実現という主張のなかには、「社会の経済的再編成」「社会組織再編」「社会の政治的な再編成」というニーバーの壮大な社会構想が見られます。本書はニーバーの重要な著作の翻訳とニーバーの専門家と社会福祉の専門家による解説により構成されています。広く社会の問題とりわけ社会倫理の問題に関心のある方、また、社会福祉、ソーシャルワークに関心のある方、実際にその仕事に就いておられる方々だけでなく、将来この分野で働く準備をしている方々など、幅広い分野の方々に読んでいただきたい本です。

四六判　二〇〇〇円